Rezepttaschenbuch für Dermatologen

Für die Praxis zusammengestellt

von

Professor Dr. **Carl Bruck**

Oberarzt der dermatologischen Abteilung
des städtischen Krankenhauses Altona

Zweite verbesserte und
vermehrte Auflage

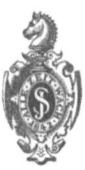

Springer-Verlag Berlin Heidelberg GmbH 1925

ISBN 978-3-662-33467-6   ISBN 978-3-662-33865-0 (eBook)
DOI 10.1007/978-3-662-33865-0

Alle Rechte, insbesondere das der Übersetzung
in fremde Sprachen, vorbehalten.

Copyright by Springer-Verlag Berlin Heidelberg

Ursprünglich erschienen bei Julius Springer in Berlin 1925.

Vorwort zur ersten Auflage.

Die vorliegende Zusammenstellung will weder Anspruch auf Absonderlichkeit noch auf Lückenlosigkeit machen. Sie ist lediglich einem, wie ich glaube, vorliegenden Bedürfnis der Praxis entsprungen. Wir verfügen zwar neben den bekannten Lehrbüchern über eine ganze Reihe vortrefflicher Grundrisse der dermatologischen Therapie (ich nenne nur diejenigen von Blaschko-Jacobsohn, E. Hoffmann, Jessner, Ledermann, Leistikow, v. Notthafft, Pulvermacher, Schaeffer), aber ich habe den Eindruck, daß zum besonderen Gebrauch während der Sprechstunde ein Taschenbuch fehlt, das den praktizierenden Dermatologen übersichtlich, schnell und kurz über die für ihn in Betracht kommenden Arzneimittel orientiert. Der in der Praxis stehende gut ausgebildete Dermatologe wird nämlich nur selten in die Lage kommen, erst im Lehrbuch oder Grundriß nachschlagen zu müssen, was er in einem bestimmten Fall verordnen soll. Es wird sich jedoch auch der Erfahrenste nicht so selten kurz orientieren müssen, wie er das von ihm gewählte Medikament zu verordnen und anzuwenden hat. Hin und wieder wird ihm die nötige Dosierung eines bestimmten Mittels, die genaue Zusammensetzung einer gebräuchlichen Tinktur, Salbe oder Pinselung entfallen sein, oder er wird sich über die Originalpackungen und Bestandteile der zahlreichen, gerade in der Dermatologie vielfach angewandten Spezialpräparate vergewissern wollen. Hier will das Büchlein helfend und als Ergänzung der Lehrbücher und Grundrisse eintreten und dem Hautarzt für seine Spezialzwecke das bieten, was der bekannte „Rabow" und der Medizinalkalender dem allgemeinen Praktiker leistet. Ich habe außer den für die Behandlung der Haut- und Geschlechtskrankheiten unbedingt notwendigen Arzneimitteln nur solche Medikamente aufgenommen, die in der dermatologischen Praxis häufiger Bedeutung haben. Von dem schier unübersehbaren Heer der dermatologischen Spezialpräparate blieben Geheimmittel und Auslandserzeugnisse, letztere mit vereinzelten Ausnahmen, unberücksichtigt, und es wurden nur solche Präparate aufgeführt, die von zuverlässigen Autoren geprüft oder mir selbst in ihrer Anwendung bekannt sind, ohne daß die

Aufführung eines Spezialpräparates an sich etwa
schon eine Empfehlung zu bedeuten hätte!

Aus praktischen Gesichtspunkten wurde die herstellende
Firma den Spezialpräparaten beigefügt. Von einer Angabe
der Preise mußte zur Zeit wegen der andauernden Schwankungen Abstand genommen werden.

Möge das Büchlein von den Fachgenossen als kleiner
Ratgeber während der Sprechstunde freundlich aufgenommen
werden! Für Anregungen über etwaige Irrtümer, Änderungen
oder Verbesserungen werde ich jederzeit dankbar sein.

Altona, im Dezember 1921. **Carl Bruck.**

Vorwort zur zweiten Auflage.

Die zahlreichen Urteile, die mir nach Erscheinen der
ersten Auflage dieses Büchleins zugegangen sind, bezeugen
den Beifall, den es bei den Fachgenossen gefunden hat, und
haben mich veranlaßt, die zweite Auflage noch zu verbessern
und zu vervollkommnen.

Der erste Teil wurde im wesentlichen unverändert gelassen. Nur mußten noch 196 neue wichtigere Medikamente,
Rezepte und Spezialitäten, insbesondere die zahlreichen
Wismutpräparate, Aufnahme finden.

Den zweiten Teil (Indikationen) habe ich völlig umgearbeitet und, wie ich hoffe, praktischer gestaltet. Es liegt in der
Absicht des Buches, daß die in diesem Teile gemachten therapeutischen Notizen im Gegensatz zu den Kompendien der
Dermatotherapie keine Empfehlungen für besondere
Medikamente oder Heilverfahren geben sollen — derartige
Ratschläge dürften sich für den praktischen Dermatologen,
für den das Büchlein in erster Linie bestimmt ist, ohnehin
erübrigen —, sie sollen den Nachschlagenden lediglich schnell
und in kurzen Stichworten über die wesentlichsten bei einer
bestimmten Indikation vorhandenen Möglichkeiten des
therapeutischen Handelns orientieren!

Möchte die so verbesserte zweite Auflage eine ebenso freundliche Aufnahme finden, wie sie der ersten zuteil geworden ist!

Altona, im Januar 1925. **Carl Bruck.**

A. Dermatologische Arzneimittel in alphabetischer Reihenfolge.

Abijon (Sächs. Serumwerke, Dresden); gebrauchsfertiges steriles Milchpräparat (früher Ophthalmosan) zur parenteralen Eiweißtherapie.

Orig.-Packung: 6 Ampullen à 2 ccm und 6 Ampullen à 5 und 10 ccm. Jeden 3.—4. Tag intramuskuläre Inj. steigender Mengen.

(Pyodermien; tiefe Trichophytie; Bubonen; U. mollia; gon. Kompl.)

Siehe auch Aolan u. Caseosan.

Acetoform (Kalle, Biebrich). Essigs. Tonerde + Zitronensäure + Hexamethylentetramin. (Ersatz für essigs. Tonerde in fester Form.)

Orig.-Tabl. à 1 g. Röhrchen mit 10 St. u. 50 St.
Acetoform-Bolus-Puder 5% in Streudose.
Acetoform-Salbe 5% in Tuben à 50 u. 80 g.

(Cystitis, Ulcerationen.)

Aceton, farbl. Fl.; mit Wasser, Alk., Äth. u. fetten Ölen mischbar.

Lösungsmittel (feuergefährlich) f. Acid. pyrogall., Cignolin usw.

Acetonal (Athenstädt & Redeker, Hemelingen).

Hämorrhoidalzäpfchen (Kakaobutterzäpfchen aus Alsol u. Trichlorbutylsalicylsäureester). Orig.-Schachtel mit 12 Zäpfchen. (Hämorrhoiden.)

Vaginalkapseln. Orig.-Schachtel mit 6 u. 12 St.

(Fluor alb.)

Acetum: Essig; zu juckstill. Umschlägen u. Waschungen (2—5 Eßl. auf 200 Wasser).

Unverdünnt zum Auskämmen der Nissen.

Acetum pyrolignosum crud.: Holzessig. Braune Flüssigkeit mit ca. 6% Essigsäure.
>Zu Vaginalspülungen (2 Eßl. auf 1 Liter Wasser). — Siehe auch **Irrigaltabletten**. (Fluor alb.)

Acetum Sabadillae: Läuseessig; veratrinhaltig.
>Unverdünnt gegen Kopfläuse als Kopfkappe (evtl. mehrere Nächte wiederholen).

Acidolamin (Agfa, Berlin).
>Acidol-Hexamethylentetramin. 20 Orig.-Tabl. (Cystitis.)

Acidol-Pepsin (Agfa, Berlin); salzsaures Betain + Pepsin.
>(0,5 Acidol = 5 Tropfen offizinelle = 10 Tropfen verdünnte Salzsäure.)
>
>Orig.-Pastillen, stark sauer, 50 Stück (1 Past. = 8 Tr. verd. HCl). 1—3 Past. in 1 Weingl. Wasser nach dem Essen.
>
>Orig.-Pastillen, schwach sauer (1 Past. = 1 Tr. verd. HCl). 1—2 Past. in ½ Weingl. Wasser nach dem Essen. (Zur internen Salzsäure-Pepsinbehandlung.)

Acid. aceticum = Acetum glaciale: Eisessig; enthält 96% Essigsäure.
>Ätzmittel: Rp. Acid. salicyl. 1,0
>   Acet. glaciale ad 10,0. (Warzen.)

Acid. acetic. dilut. (30% Essigsäure enthalt.); juckstillend, keratolytisch.

Rp. Acid. acet. dil. 2—5,0
Lanolin 5,0
Vasel. fl. ad 20,0.
S. juckstill. Essigsalbe.

Rp. Acid. acet. dil. Chloroform āā 50,0.
S. Zum Einpinseln der Kopfhaut (Besnier).
(Alopecia praematura.)

Acid. acetylo-salicyl. (Aspirinersatz).
>Pulver od. Tabl. à 0,5. 3—4× tgl. 1—2 Tabl.
>(Eryth. exsud., nodos. usw.)

Acid. arsenicos. siehe **Arsenik**.

Acid. benzoicum: weißl. Krystalle, wenig lösl. in Wasser, leicht lösl. in Alk. u. Äther. Antiseptisch u. juckstillend.
>Als Zusatz zu Adeps suill. = Adeps benzoat.
>1—10% als Salbe od. 1% wäßr.-spirit. Lösung.
>(Pruritus.)
>
>Tinct. benzoes, rotbraune Flüssigkeit; als Firniß (z. B. in der Arningschen Pinselung, s. d.). Ferner 1:4 Wasser verdünnt, zu Umschlägen bei Verbrennungen, Pernionen und torpiden Geschwüren.

Acid. boricum: farblose, fettige Krystalle, lösl. in W. u. Glycerin.
Antisepticum. Zu Umschlägen, Spülungen, Pudern u. Salben.

Rp. Sol. acid. boric. 3% oder
Rp. Acid. boric. pur 30,0.
S. 2 Teelöffel auf ½ L. Wasser. Zu Umschlägen und Spülungen.

Rp. Ungt. acid. boric. (offizinell)
[Acid. boric. 1,0
Vaseline 9,0.]

Rp. Acid. boric. pulv. 2.0
Zinc. oxyd.
Talc. venet. ää ad. 20,0.
S. Borzinkpuder.

Rp. Acid. boric. pulv. 3,0.
Zinc. oxyd.
Amyl. ää 20,0
Vasel. fl. am. ad 100,0
S. Borzinkpaste bei irrit. Unterschenkelgeschwüren (Schäffer).

Rp. Acid. boric. pulv. 10,0
Zinc. oxyd. 3,0
Talc. venet. ad 1000,0.
S. 1 Kaffeelöffel mit 1 Eßl. lauwarmem Wasser anrühren. (Borzinkpinselung nach Veiel.) (Akute Ekzeme.)

Acid. carbolicum: Phenol. Farblose, leicht zerfließl. Krystalle; lösl. in W., Alk., Äth., Glycerin.

Acid. carbolicum liquefactum: ca. 80%.

Unverdünnt (mit Wattestäbchen) als Ätzmittel (U. molle, Furunkel, Lupus, Alopecia areata, Epheliden).
Verdünnt juckstillend u. desinfizierend. (Vorsicht vor Reizungen und Resorption!)

Rp. Acid. carbol. liqu. 2,0
Menthol 0,5
Spirit. rectific. ad. 100,0

Rp. Acid. carbol. liqu. 0,5
Menthol 1,0
Lanolin
Vaselin ää ad 100,0.

Rp. Acid. carbol 1,0
Acid. boric. pulv. 2,0
Talc. venet. ad 100,0.
(Urtikaria, Pruritus, Prurigo.)

Rp. Acid. carbol. 4,0
Hydrarg. bichlorat. 0,1–0,2
Ungt. zinc. benzoic. ad 100,0.
(Unnas Lichensalbe.)

Rp. Acid. carbol. liqu. 2,0
Ol. olivar. 20,0
Ungt. vaselin. plumbic. ad 100,0.
(Pernionen.)

Rp. Acid. carbol. liquef.
Acid. tannic. ää 0,25
Tinct. Jodi 1,0
Vaselini ad 10,0 (Chloasmasalbe nach Joseph.)

Acid. chromicum: rotbraune, leicht in W. lösl. Krystalle.

30—50% wäßr. Lösung als Ätzmittel (Warzen, Kondylome).

10% wäßr. Lösung (Stomatitis u. Plaques); evtl. gleich anschließend Pinselung mit 10% Arg. nitr.-Lösung.

5% wäßr. Lösung (Hyperidrosis pedum); bei Rhagaden wegen Resorptionsgefahr zu unterlassen!

Acid. formicicum: Ameisensäure; klare Flüssigkeit, lösl. in W. u. Alk.

5—10% als Zusatz zu Haarspiritus. (Alopecia areata.)

Acid. lacticum: Milchsäure; sirupöse farblose Flüssigkeit, mischbar mit W., Alk. u. Äth.

Äußerlich: 50% zu Ätzungen tuberkulöser Schleimhautherde.

Innerlich: Bei Phosphaturie.

Rp. Acid. lact. 2,0
  Sirup. simpl. 20,0
  Aqu. dest. ad 100,0.
  S. Mehrmals tgl. 1 Kaffeelöffel nach dem Essen.

Rp. Acid. lactic. 10,0
  Acid. boric. 4,0
  Aqu. dest. ad 150,0
  S. 1 Eßl. auf $^1/_2$ Liter Wasser zu Spülungen (Fluor).

Acid. nitric. fumans: rotbraune Flüssigkeit.

Starkes Ätzmittel. (Warzen, Nävi.) Schutz der Umgebung! Wenig schöne Narben!

Acid. phosphoric: (25% Phosphorsäure).

Innerlich: 3× tägl. 20 Tropfen in Wasser. (Ammoniak. Harnzersetzung.)

Acid. pyrogallicum: Pyrogallol: in W., Alk. u. Äth. leicht lösl. Krystalle.

Als Salbe 5—10—20% bei Psoriasis, Dermatomykosen, Lupus u. chron. Ekzemen. Vorsicht bei großen Hautflächen: Resorption

Rp. Acid. pyrogall. 5,0
  Acid. salicyl.
  Ol. rusci āā 2,5
  Ol. ricin. 10,0
  Vasel. fl. ad 100,0.
  S. Kopfsalbe bei Psoriasis Dunkelhaariger (Schäffer).

Rp. Acid. pyrogall.
  Acid. salicyl.
  Kreosot āā 5—10,0
  Vasel. fl. ad 100,0.
  Nachbehandlung mit 2—1— 0,5%. Lupus (Neißer).

Rp. Acid. pyrogall. 6,0
  Ichthyol
  Acid. salicyl.
  Ol rusci āā 10,0
  Vasel. fl. am ad 100,0.
  S. ¼—2 St. liegen lassen; mit Öl entfernen, dann Zinkpaste. Chron. Ekzem (Brocq.)

Rp. Acid. pyrogall. 2,0
  Acid. salicyl.
  Resorcin āā 4,0
  Sulf. praec.
  Ol. rusci āā 6,0
  Vasel. fl. am. ad 100,0.
  Morbus Darier (Darier).

Als Pinselung:

Rp. Acid. pyrogallic.
  Resorcin
  Acid. salicyl. āā 7,0
  Talc.
  Gelanth. āā 5,0.
  S. 8 Tage mit Watte bedeckt liegen lassen.
  Lupus (Boecksche Pinselung).

Acid. salicylicum: weiße, in 500 Teilen Wasser lösl., in Alk., Äth. u. Fetten 1. lösl. Krystalle.

1—2% keratoplastisch, juckstillend und antiseptisch. Über 5% keratolytisch.

Mit Spiritus 2—5—10% (Ekzem, Kopfspiritus, oberflächliche Trichophytie).

Mit Öl 10% (krustöses Kopfekzem, Psoriasis).

    Rp. Acid. salicyl 10,0
        Ol. ricin.
        Ol. olivar. āā ad 100,0.

Mit Kollodium (Hühneraugen, Schwielen):

Rp. Acid. salicyl.
    Acid. lactic. āā 1,0
    Collod. 8,0.

Rp. Acid. salicyl.
    Anaesthesin. āā 1,0
    Collodium ad 10,0.
        (Lichen verrucosus; Unna.)

Mit Acid. acetic. (s. d.). (Warzen.)

Als Salben u. Pasten 2—10—20% allein u. mit anderen Medikamenten.

Rp. Acid. salicyl. 2–5,0
    Zinc. oxyd.
    Amyli āā 25,0
    Vasel fl. am. ad 100,0.
    S. Salizylzinkpaste.

Rp. Acid. salicyl.
    Ol. ricin. āā 10,0
    Ungt. vasel. plumb. ad 100,0.
    S. Erweichende Salizylbleivaseline.

Als Gutta-, Para- u. Trikoplast (s. d.).

Als Puder: Pulv. salicyl. cum Talco (offizinell) [Hyperidrosis].

Acid. tannicum, Tannin: gelbes, in W., Alk. u. Glycerin leicht lösl. Pulver. Adstringens.

Als wäßr. Lösung: 1—2 Messerspitzen auf ½—1 Liter lauwarmes W. zu lokalen Bädern u. Umschlägen (Ekzem). 1% zu Injektionen (Urethritis).

Als alkohol. Lösung: 2% als Zusatz zu Haarspiritus (Seborrhöe).

    Rp. Acid. tannic. 2,5
        Sir. camphorat. ad 50,0 (Pernionen).

Als Salbe: 2—5—10%.

Rp. Acid. tannic.
    Sulf. praecip. āā 2,5
    Vasel. fl. am. ad 50,0
        (Folliculitis barbae.)

Rp. Acid. tannic. 0,2
    Cerat. cetac. rubr. 10,0
        (Lippenpomade; Veiel.)

Als Puder: Acid. tannic. pur. oder mit Talc. āā (Balanitis).

Acid. tartaric.: farblose, leicht in W. lösl. Krystalle.

1% als Zusatz zu Haarspiritus (Alopecie, Seborrhöe).

Acid. trichloraceticum: farblose, zerfließende Krystalle.
 Ätzmittel: Rein oder mit etwas Wasser versetzt (Wattestäbchen). (Warzen, Kondylome, Klavi.)

Actol (Heyden, Radebeul); milchs. Silber; lichtempfindlich.
 Zu Waschungen u. Spülungen 1 : 2000. (1 Rolle mit 10 Tabl. à 0,2.)

Acykal (Th. Teichgraeber, Berlin S 59).
 Komplexe Silbercyanverbindung. 54,3% Ag.
 Farblose Krystalle; in gewöhnl. Wasser ohne Niederschläge farblos lösl. — Lösungen haltbar, lichtunempfindlich und keine Flecke machend. Da in schwächsten Verdünnungen wirksam, billigstes Silberpräparat.
 Urethritis ant.: 1 : 10,000—5000—3000.
 Instillationen: 1 : 5000—1000.
 Blasen- u. Scheidenspülungen: 1 : 10 000.
 Orig.-Pack.: 1. Acykal pulv. 10, 25, 50 g.
  2. Tabl. à 0,02 Nr. 10 u. 50 zur Selbstherstellung der Lösungen.

Rp. Solut. Acykal 0,02—0,04—0,06/200,0
 (= 1 : 10,000—5000—3000).
Tabl. Acykal à 0,02 Nr. 10
S. 1 Tabl. in 200 Wasser gelöst = 1 : 10,000
  2 „ „ 200   „   „ = 1 : 5000

 Acykal 1 : 10 000—1000 zu Umschlägen u. Verbänden.
  (Ulcera cruris.)
 Acykal 1 : 100 zu Pinselungen. (Cervix-gonorrhoe.)

Adalin (Bayer, Elberfeld); Bromdiäthylacethylharnstoff; weiße, in kaltem W. schwer, in heißem W. leichter lösl. Krystalle.
 Orig.-Tabl. à 0,5. 6, 10 u. 20 Stück. 1½—2—3 Tabl. abends in heißem Zuckerwasser. (Als Sedativum 3—4 × tgl. 1 Tabl. in kaltem Wasser.) (Erregungszustände, Pollutionen.)

Adamon (Bayer, Elberfeld); Bromvalerianapräparat.
 Orig.-Tabl. à 0,5 Nr. XX; 3—4× tgl. 1; evtl. abends 2 Tabl. (Pollutionen, Dysmenorrhöe.)

Adeps lanae anhydr. (Alapurin); Wollfett; geruchlos, zäh, kann 300% Wasser aufnehmen.
 Wird mit 5—20% Öl oder Vaseline geschmeidige Salbengrundlage.

Adeps lanae cum Aqua: ca. 23% Wasser enthaltend; geschmeidig.

Adeps suill. benzoat.: mit Benzoesäure haltbarer gemachtes Schweinefett.

Adjuvan (Kripke, Berlin); 30% Hg enthalt. Salbenseife.
In grad. Röhren à 30 g. (Lues.)

Adorin (Schering, Berlin); Formalinsalicylstreupulver.
Orig.-Dosen à 50 u. 100 g. (Hyperidrosis.)

Adrenalin (Parke, Davis); Nebennierenpräparat; als Sol. Adren. hydrochl. 1 : 1000 im Handel.

Lokal: Als Zusatz zu Cocain, Novocain usw. (siehe Novocain-Suprarenin). Zu Blasenspül.: Sol. Adrenalin (1 : 1000) 1 ccm zu 100 ccm Spülflüssigkeit.

Innerlich (bei Urticaria): Siehe Suprarenin.

Aether aceticus: Essigäther, farblos. Flüssigkeit, lösl. in W., Alk. u. Äth. Vor Luft u. Licht schützen.

Mit ca. 100 g Mulltupfer tränken, darüber Gummikappe; ¾ Stunden liegen lassen. (Pediculi capitis.)

Aether sulf.: mit Alk. u. Fetten mischbar.

Zur Narkose: Aeth. pro narcosi.

Zur Hautreinigung und zur Entfernung von Salben und Pflasterresten (s. auch Benzin u. Carb. tetrachlor.).

Lokal: Bei Rosacea u. Lup. erythem.

Rp. Aether sulf.
Alcohol. abs. āā 20,0
S. Stündl. betupfen.

Aethylchlorid (in Ampullen).

Zur lokalen Anästhesie durch Verdunstungskälte.

Zur lokalen Gefrierbehandlung: Lupus erythem., Furunkel (Bockenheimer). Mehrmals tgl. gefrieren lassen.

Afenil (Knoll, Ludwigshafen). Chlorkalziumharnstofflösung 10%. In Ampullen à 10 ccm.

Orig.-Pack.: 1 Ampulle. Spitalpack.: 5 Ampullen.

Intravenös (evtl. auch intramuskulär [mäßige Schmerzen]) bei Urticaria. 1—3 Injektionen. Ferner als Lösungsmittel für Neosalvarsan (5—10 ccm) zur besseren Verträglichkeit des Salvarsans.

Afridolseife (Bayer, Elberfeld); haltbare Hg-Seife zu Desinfektionszwecken (Instrumente werden nicht angegriffen).

Zur Hautbehandlung (je nach Reizbarkeit nur waschen oder Schaum eintrocknen lassen). (Acne, Dermatomykosen, Seborrhöe, Pyodermien, Strophulus, Pruritus, Rosacea, Hydroa aestiv., Menorrhagien.)

Agressit-Vaginal-Pastillen. (Resistan-Gesellschaft, Berlin Wilmersdorf.)
Org. Verbind., die Cl u. O entwickeln sollen.
(Zur vaginalen Desinfektion.)

Airol (Cewega); Bismut. subgall. oxyjodat. Grünl. geruchl. wasserunlösl. Pulver. Jodoformersatz. (Wunden, Verbrennungen, Ulcera, Gonorrhöe.)

Rp. Airol 5,0
Mucil. gummi arab.
Glycerin ää 10,0
Bol. alb. qu. s. ut f. pasta
mollis. (v. Bruns.)

Rp. Airol 10,0
Glycerin 70,0
Aqu. dest. 20,0.
DS. Zur Injektion.
(Gonorrhöe.)

Rp. Airol 10,0
Talc. venet. ad 100,0.
S. Streupuder.

Rp. Bac. urethral.
c. 10% Airol. (Gonorrhöe.)

Albargin (Höchst); Verb. von Silbernitrat mit Gelatose; weißes, wasserlösl. Pulver, lichtempfindlich. (15% Ag.)
Akute Gonorrhöe: 0,1—0,2%; chronische Gonorrhöe: 0,2—0,5% (s. auch Gonostyli).
Für Instill. u. bei weibl. Gonorrhöe: 1—2%.
Für Prophylaxe u. Abortivbehandlung: 2%. (10 ccm injizieren, 5 Min. halten; Blaschko.)
Zur Selbstherstellung der Lösungen: Tabl. Albargin à 0,2 Nr. 20 u. 50.

Albertan (Albert & Lohmann, Fahr [Rhl.]). Aluminiumpolyphenylat.
Orig.-Pack. 10, 50, 100 g. (Ulcera mollia, Balanitis.)
Auch Albertan-Gaze 5 u. 10%, Albertan-Salbe 10 u. 50%, u. Albertan-Brandbinde.

Albin (Pearson & Co., Hamburg).
a) H_2O_2 Zahnpaste (gr. u. kl. Tuben). b) Puder in Originaldose.

Albusol (W. Schmidt, Serumwerke, München); steriles Eiweißpräp. zur Proteinkörpertherapie in Orig.-Ampullen.
0,2—2,0 intravenös; alle 3—4 Tage.

Alival (Höchst); Joddihydroxypropan (63% Jod).
Intern: Orig.-Tabl. à 0,3 Nr. X u. XX (3× tgl. 1 bis 2 Tabl.).
Extern: 10—25% Salben. Suppositorien à 1,0.

Intravenös u. intramuskulär: Orig.-Schachtel à 5 u. 10 Ampullen à 1 ccm (enth. 1 g Alival). (Lues.)

Alkohol. absol.: als parenterales Reizmittel nach Spiethoff. Trichophyt. prof., Furunkel usw.: 0,3 + 0,7 Aqua jeden 2. Tag.

Tuberkulose, Psoriasis: 0,1—0,2—0,3—0,4 mit Aqua auf 1,0 verdünnt jeden 2. bis 3. Tag.

Gonorrh. Komplik.: 0,3—0,5 u. mehr jeden 2.—3. Tag.

Für Provokat. auf Go. u. Spir.: 0,8—1,0.

Alkohol 30% 2—3 ccm zur Injektion (Varicenbehandl. nach Linser).

Alkohol-Silber-Salbe (nach Dr. Credé). (Chem. Fabr. Helfenberg.) 0,5% Kollargol, 70% Spiritus.

In Orig.-Kruken zu 25 u. 50 g (mit wasserdichtem Stoff). (Auf Mull oder Leinen aufstreichen, wasserdichter Stoff darüber.) (Ulcera.)

Allosan: Allophansäureester d. Santelöl. Krystall. Körper mit 72% Santelöl. 3× tgl. 1,0. (Gonorrhöe.)

Allotropin (Friedrich & Müller, Köln); Verbind. von Hexamethylentetramin u. Phosphorsäure. Bei saur. Urin: 2—3 g für Erwachs., 1—2 g für Kinder; bei alk. Urin: 3—5 g für Erwachs., 2—3 g für Kinder; nach den Mahlzeiten, in Wasser gelöst.

Orig.-Tabl. 20 St. à 0,5 g. (Cystitis.)

Alsol (Athenstädt & Redeker, Hemelingen); essig-weins. Tonerde. Adstring. u. Antisept. Ungiftig u. reizlos.

Orig.-Präp.: Liqu. Alsoli (50%). Zu Spülungen ½—1%. (1—2 Teelöffel auf 1 Liter Wasser.) (Weibl. Gon.)

Alsol-Creme (Orig.-Tuben); reizlose, kosmet. Creme.

Alsol-Streupuder. 1 Orig.-Dose.

Alsol-Vaginalkapseln; 5%, Schachtel mit 12 Kapseln.

Alumen: Alaun; weiße, in W. lösl., in Alk. unlösl. Krystalle. Adstringens.

Zu Urethralinjekt.: 1%, Vaginalspül. 5%.

Bei spitzen Kondyl. als Ätzpulver.

Rp. Alumen ust.
Pulv. Sabinae āā 5,0.

Aluminium aceticum: essigs. Tonerde.
8% als Liqu. alum. acet. Adstringens u. Antisept.
Hiervon: 3—10% zu Umschlägen (2 Eßl. auf ¼ Liter Wasser). (Ulcerationen.) Zu Spülungen (2 Eßl. auf ½—1 Liter Wasser). (Gonorrhöe; Stomatitis.)

Alumnol (Höchst); naphtholdisulfons. Aluminium; in W. u. Glycerin leicht lösl. Adstring. u. Antisept.
Zu Spülungen: 1—5%. (Gonorrhöe, Urethritis.)
Als Streupuder: 10%. (Balanitis, Verbrennungen.)
Als Stäbchen bei Urethritis:

>   Rp. Alumnol 0,25
>   Amyl. 2,0
>   Sacchar. 3,0
>   Ungt. Glycerin. 05
>   Mucil. g. arab. gtt. III
>   Aqu. dest. gtt. VIII
>   Mf. bac. urethr. No. X (Chotzen).

Als Tampon:

>   Rp. Alumnol 2,0
>   Glycerin 100,0 (Chotzen). (Endometritis.)

Alypin (Bayer, Elberfeld); Cocainersatz (weniger giftig).
Anästhesie d. Urethr. ant. 1—2%; post. 4%; Blase 2—3%. Infiltrationsanästhesie: 0,5%.
Orig.-Tabl. Alypin (0,02—0,2 g) mit u. ohne Supraren. boric. (Packungen zu 10 u. 20 Stück). Durch Apotheker Wölm-Spangenberg. Zur Kombin. mit Ag-Verbindungen nur Alypin. nitric. verwenden!

Amasin (Beiersdorf, Hamburg); formaldehyd-halt. Salbe. (Pernionen.) Nicht bei offenen P.!

Amidoazotoluol (Agfa); 8% „Scharlachsalbe" (durch Apotheker Dr. Brettschneider, Berlin, Oranienburgerstr. 37). Zuweilen Giftwirkung
Epithelisationsbefördernd. (Ulcera.) Siehe auch Pellidol.

Ammonium carbonic.: Hirschhornsalz; wasserlösl. Krystalle.

>   Rp. A. carbonic. 5,0
>   Liqu. amm. anisat. 5,0
>   Sirup. simpl. 20,0
>   Aqu. Menth. pip. ad 200,0.
>   S. 3 × tgl. 1 Kinderlöffel zwischen den Mahlzeiten.
>   Bei hyperämischen Formen der Urticaria (Unna).

>   Rp. Sol. Ammon. carbon. 5,0/100,0.
>   Alle 2 St. 1 Kaffeelöffel in 1 Weingl. Wasser. (Eryth. nodos.)

Ammonii caustic. Liquor; āā mit Lanolin oder Eucerin anhydr. (Mückenstich).

Amphotropin (Höchst). Kampfers. Hexamethylentetramin. Orig.-Röhrchen 20 Tabl. à 0,5. 3× tgl. 1 Tabl.
(Cystitis.)
Ampullenwasser („Ampuwa") (Dr. Fresenius, Hirschapotheke, Frankfurt a. M.); steriles dest. Wasser (nach Dreyfus). Für Salvarsaninjektionen. 5, 10, 20 u. 30 ccm in Kartons zu je 5 Glaskolben.
Amsali-Haarwasser (nach Dr. E. Unna, Beiersdorf & Co., Hamburg). Enthält Salicylsäure in gebundener Form. Flasche zu $1/10$ u. $1/4$ Liter. (Alopecia pityrodes.)
Amylum oryzae = Reisstärke } Streupuder. (Ekzem.)
Amylum tritici = Weizenstärke
Anästhesin (Höchst); p-Amidobenzoesäureäthylester; weißes, in W. fast unlösl., in Alk., Äth., fett. Ölen leicht lösl. Pulver. Ungift. Anästheticum.

Als Streupuder: 10% bis pur. (Wunden, Ulcerationen, Pruritus, Ekzem.)

Als Salbe:
Rp. Anaesthesin. 10,0
Lanolin
Vaselin āā ad 100,0
(eventuell mit 2% Menthol).

(Pruritus, Prurigo, Urticaria, Vulva- u. Analekzeme.)

Als Schleim:
Rp. Anaesthesin 10,0
Thymol 0,1
Glycerin.
Aquae āā 40,0
Traganth 2,0.
S. In den Schleim getauchte Gazestreifen einlegen.
(Stomatitis ulcerosa.)

NB. Anästhesin-Bonbons, Salbe 5, 10 u. 20%, Streupulver, Suppos u. Vaginalkugeln in Orig.-Pack. durch Dr. Ritsert, Frankfurt a. M.

Andriole (Dr. Truttwin, Berlin W 30); Jod-Metallverbindungen.

Andriol-Uran-Salbe: (Lup. vulg.)

Andriol-Wismut-Salbe, Pulver u. Lösung.
(Carcinom; chron. Ekzeme; Gonorrhöe.)

Anthrarobin: reduziertes Alizarin; gelb, in W. unlösl., in Alk. u. Glycerin lösl., starkes Reduktionsmittel. (Ersatz für Pyrogallus u. Chrysarobin, aber milder wirkend.)
Haut und Wäsche wird rotbraun gefärbt!

Als Salbe: 10—20%.

Als Pinselung:

Rp. Tumenol ammon. 8,0
    Anthrarobin 2,0
    Tinct. benzoes. 30,0
    Aeth. sulf. 20,0.
    S. Arningsche Pinselung.

Rp. Anthrarobin 1,5
    Ol. tumenol
    Glycerin. āā 3,0
    Spir. rectific. 20,0
    Aether sulf. 15,0.
    S. Modif. Arning-Pinselung (Neißer) für empfindl. Fälle.

Anthrasol (Knoll, Ludwigshafen); aus Steinkohlenteer hergestelltes hellgelbes Öl von leichtem Teergeruch. Unlösl. in W.; zu 10% mit Spiritus u. in jedem Verhältnis mit Fetten mischbar. — Wenig giftig. Juckstillend.

Pur oder 5—10% spirituöse Lösung (chron. Ekzem).

Rp. Anthrasol 3,0
    Eucalyptol 2,0
    Resorcin. pur. 7,0
    Spirit. vin. 120 0
    Mixt. oleos. bals. 15,0
    S. Haarspiritus.

Rp. Anthrasol 3,0
    (Hg. bichlorat. 0,15)
    Euresol pro capillis 2,0
    Glycerin. 25,0
    Spirit. 100,0
    Ol. lavend. gtt. II.
    S. Haarspiritus. (Alopecia, Seborrhöe.)

Als Puder:

Rp. Anthrasol 5,0
    Zinc. oxyd.
    Talc. venet. āā 50,0.
    (Ekzem, Hyperidrosis.)

Als Salbe u. Paste: 5—10—20%.
(Chron. Ekzem, Prurigo, Pruritus, Strophulus, Psoriasis.)

Rp. Anthrasol
    Hydrarg. praec. alb. āā 10,0
    Ungt. simpl.
    Ungt. leniens āā ad 100,0.
    (Schäffer f. ambul. Psoriasisbehandlung.)

Antifekt (Astra, G. m. b. H., Wiesbaden). Thymol-Tribrom-β-Naphthol-Seife. (Prophylacticum.)

Antiphlogistine (Kade-Denver Co., Berlin-Wilmersdorf). Homogene, aus Alum., Magnesiumsilikat, Glycerin, Salicyl-, Borsäure, Jod u. äth. Ölen bestehende Masse. Gr. I 250 g, II 500 g, III 1000 g.

Zu Umschlägen. (Epididymitis, Bubonen, Arthr. gon.)

Antipyrin (Höchst); Phenyldimethylpyrazolon. In W. u. Alk. lösl. Krystalle.

Äußerlich: 5% als Zusatz zu Protargollösungen (Neißer).

Innerlich: Bei Dysmenorrhöe usw. Tabl. à 0,3 u. 0,5 Nr. XX. Antipyrin-Drops (3 Drops = 1 g Antipyrin). Schachteln mit 20 u. 80 Stück.

Antorin (Noffke, Berlin); Puder aus Borsäure, Weinsteinsäure, Gaultheriaöl, Fruchtäther u. Spir. rosar.
In Orig.-Schachteln. (Hyperidrosis.)

Anusol-Hämorrhoidalzäpfchen (Goedecke & Co., Leipzig); Jod-resorzinsulfonsaures Wismut).
1 Orig.-Pack. = 12 Zäpfchen. (Hämorrhoiden, Analekzem.)

Aolan (Beiersdorf & Co., Hamburg). Keimfreie Milcheiweißlösung nach E. F. Müller.
Zur parenteralen Eiweißtherapie.
Orig.-Ampullen zu 10 ccm u. 25 ccm (Krankenhauspack. 5 Ampullen à 10 ccm). (Trichophytie, Bubonen, Pyodermien, gon. Komplikationen.) Mehrmals 10 ccm intramuskulär.
Ampullen zu 1,0 ccm (Schachtel zu 5 Stück) zur Intrakutaninjektion (Quaddelbildung). (Provokationen bei Gonorrhöe.) 1 ccm auf 3 Quaddeln am Oberarm verteilen.

Aperitol (Riedel, Berlin). Baldrian-Phenolphthalein.
Abführmittel, Erwachsene: 3 Tabl. oder Bonbons pro die, kleine Kinder: ½—1 Tabl. oder Bonbon.
Orig.-Tabl. Aperitol 1 Orig.-Röhre (12 Tabl.). Aperitolbonbons 1 Schachtel (16 Bonbons). Kleinpackung: 3 Tabl.

Aqua Calcariae: farblose alkal. Flüssigkeit.

Rp. Aqu. Calcariae
   Ol. lini. āā.

Rp. Aqu. Calcariae
   Ol. lini āā 20,0
   Zinc. oxyd.
   Cret. āā 30,0.
      (Verbrennungen.)

Aqua cosmetica Kummerfeld.

Rp. Camph. trit.
   Gumm. arab. āā 6,0
   Sulf. praecip. 20,0
   Aqu. Calc. 200,0.
      (Form. Mag. Berol.)

Rp. Sulf. praecip. 12,0
   Camph. trit. 1,0
   Gumm. arab. 6,0
   Aqu. Calc.
   Aqu. rosar. āā 100,0.
      (Praxis elegans.)

Rp. Sulf. praec.
   Spirit. vin.
   Aqu. ros. āā 30,0
   Mucil. g. arab. ad 100,0.
      (Veiel.)

Rp. Camph. 2,5—10,0
   Lac. sulf. 10,0
   Spir. saponato-kalin. ad 100,0.
      (Saalfeld.)
      (Acne vulg.)

Argentamin (Schering, Berlin). Äthylendiaminsilbernitratlösung; farblose alkal. Flüssigkeit (6,35% Silber), lichtempfindlich.

1,0 Liquor Argentamini = 0,1 Arg. nitr.
Für Anteriorinjekt.: Liquor Argentamin 1 : 4—500,0.
Für Instillationen: ,, ,, 1 : 100.
Für Spülungen: ,, ,, 1 : 3000—1000.
  Rp. Argonin 4,0
    Liqu. Argentamin. 1,0
    Aqu. dest. ad 200,0.
  (Schäffersche Lösung für hartnäck. Gonorrhöerezidive.)

Argentocystol (Tosse & Co., Hamburg); Silberpeptonat.
  Anterior: ¼—1%.
  Posterior: 2,5—5%.
  Spülungen: 1 : 2000—1000.
  Orig.-Tabl. à 0,25 Nr. X. (Gonorrhöe.)
  Ferner: 5% Stäbchen f. weibl. Go.

Argentum colloidale siehe Collargol, Dispargen, Elektrocollargol, Fulmargin, Lysargin.

Argentum citricum = Itrol (Heyden, Radebeul); weißes, lichtempfindliches, schwer lösl. Pulver. Ungiftig und nicht ätzend.
  Pur: Bei Ophthalmoblennorrhöe u. Ulcerationen.
  Als Salbe: 10%; zu Injektionen: 0,01—0,02 in 100,0 destill. Wasser. (Gonorrhöe.)

Argentum nitricum (63,5% Ag); in W. u. Alk. lösl.; lichtempfindlich.
  Pur: Als Stift zu Ätzungen (Granulat., Ulcera, Lupus) [nicht für Ulcera mollia verwenden; Indurationen!].
  Zu Injektionen: 1 : 10 000—1 : 1000 ⎫
  Zu Instill.: ¼—3% ⎬ Gonorrhöe.
  Zu Spülungen: 1 : 10 000—1 : 1000 ⎭
  Als Stäbchen siehe Gonostyli.
  Als wäßr. u. alkohol. Lösung (5—10%). (Hartnäck. näss. Ekzeme.)
  Als Salbe: Rp. Arg. nitr. 1,0
    Bals. Peruvian 10,0
    Vasel. fl. ad 100,0.
  S. „Schwarzsalbe". (Ulcerationen.)

Argentum proteinicum: (8,3% Ag); gelbes, wasserlösl. Pulver.
  Zu Injekt. 0,25—1—2% wie Protargol (s. d.).
  (Gonorrhöe.)

Argobol (Bayer, Elberfeld). Bolus mit 2% Arg. phosph.
  4—6 g im Speculum einbringen und mit Tampon fixieren.
  Orig.-Pack.: 100 g. (Weibl. Gonorrhöe.)

Argochrom (Merck, Darmstadt). Methylenblausilber mit 20% Ag.
  Intravenös: 0,2 : 20 ccm Wasser (filtrieren); lokal als 2%ige Lösung. (Gonorrhöe, Pyelitis, Sepsis.)
  Orig.-Pulverpack.: 5 Röhrchen à 0,1 g.
  5 „ à 0,2 g.
  Ampullenpack.: 3 Ampullen 0,05 : 5.
  10 „ 0,05 : 5.
  3 u. 10 „ 0,1 : 10.
  3 u. 10 „ 0,2 : 20.
Argoflavin (Cassella, Frankfurt a. M.). Silber-Trypaflavin.
  Intravenös in ½%iger Lösung; Ampullen zu 2, 10 u. 20 ccm (4 Ampullen à 0,1 : 20,0).
  (Gonorrh. Komplik.)
Argonin (Höchst). Caseinsilber. 4,28% Ag; lichtempfindlich (kalt anrühren und durch Erwärmen lösen).
  1—3% zu Injekt. bei Gonorrhöe (mildes Präparat).
Argyrol (Silbervitellin). 30% Ag. Dunkelbraunes, wasserlösl. Pulver.
  Bei Conjunct. blen. 15—20% in Lösung; 10% als Salbe.
  Bei Gonorrhöe 1—5%.
Arhovin (Goedecke & Co., Berlin). Diphenylamin + Äthylbenzoat mit Thymylbenzoat.
  Innerlich bei Gonorrhöe.
  Gelatinekapseln à 0,25 (3—6 St. pro die).
  Orig.-Schachteln à 30, 50 u. 15 Stück.
Aristol (Bayer, Elberfeld). Dijoddithymol; rotbraunes, in W. u. Alk. unlösl. Pulver; lösl. in Ölen u. Äther.
  Vernarbungsmittel bei Verbrennungen u. Ulcerationen.
  Als Pulver pur oder 10% mit Öl.
  (Aristolöl steril. Orig.-Gläser à 25 u. 50 g durch Viktoriaapotheke, Berlin.)
Arnicae tinctura. Zu Umschlägen bei Hautblutungen.
  1 Teelöffel auf 1 Liter Wasser bis Tinct. u. Aqua āā. (Unna).
  Ferner: 3—5% Salben mit Extr. flor. arnicae (Leistikow). (Purpura, Ekchymosen.)
Arningsche Pinselung siehe **Anthrarobin**.

Arnotan (Beiersdorf, Hamburg). Sterile Chlorkalzium-Gummilösung nach Allard.
Orig.-Ampullen zur intraven. Inj.
(Purpura, Menorrhagien, Salvarsanexantheme.)

Arsan (Klopfer, Dresden-Leubnitz).
1 Tabl. = 1 mg As + 25 mg Fe; an Pflanzeneiweiß gebunden. 3× tgl. 1 Tabl. Orig.-Tabl. 25 Stück. (Psoriasis, Lichen ruber.)

Arsenik.

1. Acid. arsenicos. (Max.-Dosis 0,005 pro dosi; 0,015 pro die).

a) Innerlich:

Rp. Acid. arsenicos 0,1—0,25
   Chinin. hydrochl. 8,0
   Acid. hydrochl. gtt. nonnulli
   Mass. pil. qu. s. ad pil. 100.
   (Schäffer.)

Rp. Acid. arsenicos 0,5
   Piper niger 5,0
   Gummi arab. 1,0
   Aqu. dest. qu. s. ad pil. 100.
   (asiat. Pillen à 5 mg.)

b) Subkutan oder intramuskulär:

Rp. Acid. arsenicos. 0,5
   Acid. carbol. 1,5
   Aqu. dest. ad 50,0.
   S. tgl. — jeden 2. Tag ½—1 ccm (Neißer).
   (Psoriasis, Lichen ruber, Mycosis fungoides usw.)

c) Äußerlich als Ätzpaste (cave Intoxikation; daher nur bei kleinen Herden anwendbar, schmerzhaft!).

Rp. Acid. arsenicos.
   Kreosot āā 1,0
   Op. pur 0,5
   Hydrarg. bisulfur. rubr. 3,0
   Vasel. flav. 12,0.
   (Kosmesche Paste.) (Kankroid, Lupus.)

2. Liqu. kal. arsenicos. (Max.-Dosis: 0,5 pro dosis, 1,5 pro die) = Fowlersche Lösung.

Rp. Liqu. arsén. Fowleri
   Aqu. amygd. amar. āā 7,5.
   (S. 3 × tgl. 1 bis steigend auf 8 Tropf.)

Rp. Sol. Fowleri
   Tinct. Nuc. vomic. āā 3,0
   Tinct. Chin. compos. ad 30,0.
   (S. 2 × tgl. 25—30 Tropf. n. d. Essen (Neißer).)

3. Natr. arsenicos.

Rp. Natr. arsenicos. 0,5
   Acid. carbol. 1,5
   Aqu. dest. ad 50,0.
   (S. tgl. oder jeden 2. Tag ½—1 ccm intramuskulär oder subkutan.)

4. Andere Arsenpräparate:
   Arsan (s. d.).

Arsamon (Heyden, Radebeul); monomethylarsins. Na. 1 ccm = 0,05 (= 0,018 As$_2$O$_3$). 0,5—1,0 ccm alle 1 bis 2 Tage. Orig.-Ampullen à 1 ccm 10 u. 20 Stück.

Arsenferratin (Boehringer, Mannheim); Pastillen mit Fruchtgeschmack. Orig. 50 St. à 0,25.

Arsenferratose (Boehringer, Mannheim); 0,3% Fe, 0,003% As. 3—4× tgl. 1 Eßl. (Kinder: Kinderlöffel).

Arsentriferrin (Knoll, Ludwigshafen); 16% Fe, 0,1% As, 2,3% Phosphor. Tabl. à 0,3 Nr. XX. 3×tgl. 1 Tabl.

Arsentriferrol (Gehe, Dresden); 0,3% Fe, 0,002% As, 0,05% Phosphor. 3—4 × tgl. 1 Eßl. bis Likörglas; Kinder: Tee- bis Kinderlöffel.

As-Perdynamin (Jaffé, Berlin); As-Bluteisen. 3× 1 Eßl.; Calcodylin (Jaffé, Berlin): Orig. 12 Ampullen à 1 ccm (jede Ampulle 0,012 As u. 0,004 Ca).

Elarson (Bayer, Elberfeld); Tabl. à ½ mg. 3× tgl. 1—2 Tabl. Orig. 60 Tabl. (Auch Eisen-Elarsontabl.)

Natr. kakodylicum (Rosenberg, Berlin). Ampullen à 0,05. Marke H. R.

Solarson (Bayer, Elberfeld). 1 ccm = 0,004 Acid. arsenicos. Größe I: 12 Ampullen à 1,2 ccm. Größe II: 12 Ampullen à 2,2 ccm.

As-Hg-Präparate: Siehe Arsenohyrgol, Modenol. Sarhysol.

Salvarsan-Präparate: Siehe Salvarsan.

Siehe ferner unter M.B.K.-Präparate.

5. Arsenquellen (s. auch Bäder, natürliche).

Dürkheimer Maxquelle. Erwachsene: tgl. 30 bis 200 ccm. Kinder: 3×5—30 ccm. (Trinkschema durch die Brunnenverwaltung.)

Arsenohyrgol (Heyden, Radebeul). Lösung von methylarsins. Na. u. merkurisalicyls. Na. Hg 0,49%, As 0,81%. Alle 2 Tage 1 intramusk. Injekt. (12—20 Injekt.). (Lues.) Orig.-Schachtel mit 10 Ampullen à 2 ccm.

S. auch Modenol u. Sarhysol.

Arthigon (Schering, Berlin); polyval. haltbare Gonokokken-vaccine in 40% Urotropinlösung nach Bruck in Orig.-Fl. à 6 ccm. 1 ccm = 100 Million. Gonokokken od. Ampullenpackung à 6 Ampullen mit steig. Dosen.
  Zur Therapie: Steigend 0,5—2 ccm intramuskulär alle 4—5 Tage oder 0,1—1 ccm intravenös alle 4—5 Tage. (Chronische Gonorrhöe, gon. Komplikationen.)
  Zur Diagnose (Provokation bei Behandlungsabschluß, Ekekonsens usw.). 0,5 intramusk., darauf 3 Tage Präparatkontrolle, darauf 2 ccm intramusk. u. nochmals 3 Tage Präparatkontrolle (oder: in gleicher Weise 0,1 u. 0,5 intravenös).
  Arthigon extrastark; (1 ccm = 1000 Millionen Gonokokken) in Fl. à 3 ccm 0,5—1,0 intramusk., 0,1—1,0 intravenös. (Bei der Abortivbehandlung nach Loeb.)
Aspirin (Bayer, Elberfeld). Acid. acetylo-salicyl. (s. d.).
  Orig.-Tabl. à 0,5 Nr. 20. (Eryth. exsud. nodos., Purpura usw.)
Astonin (Merck, Darmstadt). Strychnin-Phosphor-As-Inj. in Amphiolen; auch Astonin „stark".
  Orig.-Schachtel: 5 u. 10 Amphiolen. S. alle 2 Tage 1 Injekt. (im ganzen ca. 20). (Impotenz.)
  Anstaltpackung: 100 Ampullen.
Astra (Dralle, Hamburg). Reizlose Rasierseife.
Asurol siehe **Novasurol.**
Atena (Atenagesellsch., Berlin). Spritzdüte mit Hg-Oxycyanatlanolin. (Prophylacticum.)
Athrix (Beiersdorf, Hamburg). Reizlose Rasierseife.
Atophan (Schering, Berlin). Phenylchinolincarbonsäure.
  Novatophan (Äthylester des p-Methylatophan); geschmacklos.
  Orig.-Tabl. à 0,5 Nr. 20. Mehrmals tgl. 1—2—3 Stück. (Harns. Diathese, chron. Ekzeme, Urticaria, gon. Arthritis nach Arning.)
  Für intraven. Injekt.: Ampullen à 0,5 (Karton mit 5 Ampull.) od. Atophanyl (0,5 Atophan + 0,5 Na. salicyl.) evtl. bis 3 Injekt. pro Tag; im ganzen 10—15 Injekt. (Arthr. gon.)
Atropin siehe **Belladonna.**

Auripigment: Arsenic. sulfurat. citrin. pulv. As_2S_3; gelbes Pulver.

 Rp Auripigment 2,0
  Calcar. hydric. 10,0
  Amyl. 5.0.
  S. 2-3 Minuten auftragen. (Depilatorium.)

Aurokantan: Goldkantharidin zur Tuberkulosebehandlung (Ampullen à 1 ccm 2,5%ige Lösung).

Aurum kalium-cyanatum (Merck, Darmstadt).
 Intravenös bei Lupus vulg. u. erythematodes (nach Bruck u. Glück). 2—5 ccm der 1%igen Lösung (0,02 bis 0,05 der Substanz) werden mit 50—100 steriler phys. Kochsalzlösung verdünnt und intravenös infundiert (ca. 12 Infusionen in 4 Wochen).

Azodermin (Agfa); entgiftetes Amidoazotoluol. Epithelisierung anregender Azofarbstoff.
 Als Pulver: Rp. Azodermin Agfa
      Acid. boric. pulv. āā
 Als Salbe: „Azoderminsalbe" (8%) in Orig.-Dosen à 50 u. 100 g (Ulcerationen).

Azodolen (Kalle, Biebrich). Pellidol + Jodolen; antisept. u. austrocknend.
 Salbe 2% 50 u. 80 g.
 Boluspuder 5% in Streudose.

Bacillosan (chem. Fabr. Güstrow). Reinkultur v. Bacill. acid. lactic. (nach Löser).
 Orig.: 10 Gläser à 3 g. 5 Gläser zu je 10 Tabl. à 1,0.
             (Fluor alb.)

Bäder, künstliche:
 Bolus alb.: 1—2 Pfund pro Vollbad.
 Eichenrinde (s. d.).
 Fichtennadel: Pinofluoltabl. (Westphal, Berlin). (Tabl. für 1 u. 12 Bäder.) Silvanol (M. Elb, Dresden). Orig.-Glas mit Meßgefäß.
 Kal. carbonic. (s. d.).
 Kal. permang.: ca. 5 g pro Bad (Erwachsene), 3 g (Kinder). (Keine Holzwanne!)
 Kleie: Erwachsene 2 Pfd., Kinder ½ Pfd. (Aufkochen und durch Leinwand seihen.)
 Leim s. Gelatine.

Schwefel: Kal. sulfurat. pro balneo 50—150 g ⎫ Keine
  Sol. Vlemingkx 200 g (Kinder ⎬ Zink-
  50 g) ⎭ wanne!

Milder: Thiopinol (Matzka). 1 Orig.-Fl. à 150 g (Erwachsene), 1 Orig.-Fl. à 50 g (Kinder). (Wannen werden wenig angegriffen!)

Sulfobadin (s. d.).

Sublimat: 1 g auf 1 Kinderbad. (Holzwanne!)

Tannin: 50 g pro Vollbad. Ferner: Sol. acid. tannic. 10/200,0 und Sol. Ferr. sulf. 20/200,0 (Unna).

Teer:
Rp. Ol. rusci 100,0.
  Spirit. sap. kal.
  Aqu. dest. āā 75,0.
  S. In dünnem Strahl unter Umrühren dem Badewasser zusetzen. Oder Einpinseln des Körpers mit Tinct. rusci, darauf Bad.

Balnacid (Dr. Nördlinger, Flörsheim); saures Teerbad nach Klingmüller (Buchenholzteerpräp.).

1 Orig.-Fl. (à 1 Liter) für 5—10 Bäder (100—200 ccm pro Bad), 20—50 ccm für Kinder.

Waschungen: Borax ⎫ 2 Messersp. auf 1 Schüssel
  Borsäure ⎭ Wasser.
  Kamillentee.
  Mandelkleie.
  Milch 1 : 3 Wasser.
  Resorzin: 1—2 Eßl. 10% Lösung auf ¼ Liter Wasser.
  Tannin: 1 Messerspitze bis Teelöffel auf 1 Liter Wasser.

Bäder, natürliche, und Quellen (wichtigste).

Aachen-Burtscheid; alk. schwefelhalt. NaCl-Thermen. Bäder- und Trinkkuren (Kaiserquelle). (Aachener Thermalseife, Badesalz u. Tabletten für Trinkkuren durch Stock & Kopp A.-G., Düsseldorf.) (Lues, Hautkrankheiten.)

Brückenau (bei Kissingen, Bayern). (Harnleiden.)

Dürkheimer Maxquelle siehe Arsenik. (Hautkrankh.)

Fachingen (Lahn); staatl. (Harnleiden.)

Hall (Oberösterreich); Jodtrinkquelle (Tassilo-, Günther- u. Badequelle).

Krankenheil-Tölz (Bayern). Jodtrinkkuren u. Jodbäder. (Lues, Hautkrankheiten.) Adelheid- u. Marienquelle.
> Jodquellsalzlauge (durch Eindampfen der Marienquelle gewonnen). (Versand!) 1 Fl. Lauge III auf 1 Vollbad.
> Jodquellsalzseifen ansteigend Nr. I, II, III. (Acne.)
> Krankenheiler Seifengeist I, II u. III. (Alopecie.)

Kreuznach; Radiumsolbad. (Lues, Hautkrankh.)
> Trinkkuren: Radiumemanationswasser, Elisabeth- und Faustquelle.
> Mutterlauge (in Kannen von 10 Liter; Versand!).

Levico (Südtirol). Arsenquelle. (Hautkrankheiten.)
> L. Schwachquelle (blaues Etikett).
> L. Starkquelle (rotes Etikett).
> Ansteig. 3—6 Eßl. pro die auf 1 Glas Wasser verdünnt. Erst „Schwach", später „Stark".

Nenndorf (bei Hannover). Schwefel-, Sol-, Schlammbad.
> Trink- u. Badekuren (Hautkrankheiten).

Reinhardsquelle bei Wildungen. (Harnleiden.)

Roncegno (Südtirol). As-Eisenquelle. (Hautkrankh.)

Salzschlirfer Bonifatiusquelle. (Harnleiden.)

Sulzbrunn (Algäu). Jodmagnesium-Schwefelquelle.
> „Römerquelle" (Jodquelle, frei von Brom u. Schwefel).
> Trink- u. Badekuren. (Lues, Hautkrankheiten.)

Tölz siehe Krankenheil.

Wiessee (Tegernsee). Jod-Schwefelbad.
> Trink- u. Badekuren. (Lues, Hautkrankheiten.)

Wildungen; alkal.-erdige Quellen: Georg-Viktorquelle, Helenen-, Königsquelle. (Harnleiden.)
> („Wildunger Salz" des Handels ist ein Kunstprodukt.)

Balnacid siehe **Bäder, künstl.** (Teer).

Balsamum Copaivae: gelbe, ölige Flüssigkeit.
> Innerlich 10—30 Tropfen mehrmals tgl. nach dem Essen (am besten in Kapseln), oder
>> Rp. Bals. Copaiv.
>> Tinct. amara āā 10,0.
>> S. 3 × tgl. 20—30 Tropfen. (Gonorrhöe.)

Balsam. Duret.:
```
Rp. Resorcin. 2,0
    Menthol
    Guajacol āā 5,0
    Ol. cadini
    Sulf. praec. āā 15,0
    Pix liqu. 18,0
    Boracis 36,0
    Camph. trit.
    Ol. ricin. āā 40,0
    Glycerin. 54,0
    Aceton 80,0
    Lanolin 100,0.  (Chron. Ekzem.)
```

Balsamum peruvianum: braune, ölige Flüssigkeit von angenehmem Geruch.

Pur (jede Einreibung ca. 15 g) oder mit Spiritus āā 75,0. S. 2—3 Tage lang früh und abends einreiben; 24 Stund. nach der letzten Einreibung Seifenbad. Scabies.)

Ferner: 10% als Salbe. (Siehe auch Arg. nitr.) (Ulcerationen, Frostbeulen.) Als Zusatz zu Haarspiritus: 5%.

Bardella (Apoth. Bruno Schmidt, Bremen). Wismuth-Brandbinde nach v. Bardeleben.

Baryum sulfuratum, recenter parat. Enthaarungsmittel.

Mit Zinc. oxyd. āā zu einer Paste verreiben, dick auftragen u. 1—5—10 Min. (je nach Hautempfindlichkeit) wirken lassen; dann Zinkpaste oder Puder. (Hypertrichosis.)

Belladonna.

a) Extr. Belladonnae, braunes wasserlösl. Extrakt. (Max.-Dose 0,05 pro dosi, 0,15 pro die.)

```
Rp. Extr. Belladonnae 0,01—0,03
    Opii pur. 0,03
    Butyr. Cacao 2,0
    Mf. suppos. D. tal. dos. VI.  (Prostatitis.)
```

b) Atropin. sulf. (Max.-Dosis 0,001 pro dosi, 0,003 pro die). In Pillen.

```
Rp. Atropin sulf. 0,025.
    Pulv. rad. Liqu. et
    Succ. Liqu. qu. s. ut f. pil. 50 (jede Pille ½ mg).
    S. 3 × tgl. 1 Pille. (Urticaria [Unna]). Bei akuter Gonorrhöe als
    Prophylakt. gegen Epididymitis u. Gon. post. (Schindler).
```

Benzinum petrolei: Benzin. Hautreinigungsmittel, feuergefährlich!

Benzoes tinctura. Zu Hautpinselungen als dünner Firnis. (Pernionen.)

Siehe auch Arningsche Pinselung unter Anthrarobin.

Benzol: farbl. Flüssigkeit. Vehikel für Teer, Cignolin usw.
Bierhefe. 3 × tgl. 1 Messerspitze. (Furunkulose.)
Siehe auch Biozyme, Cerolin, Faex, Furunkulin, Levurinose, Trygase, Xerose, Zymin.
Biluen (Byk-Guldenwerke, Berlin). Bi-laktat in Öl. (Lues.)
Biox-Zahnpaste (M. Elb, Dresden). H_2O_2-Zahnpaste. (Stomatitis.)
Biozyme (Vial & Uhlmann, Frankfurt a. M.). Trockenhefepräparat in Orig.-Pack. (Furunkulose.)
Bismarsan (chem. Lab. Stella, Hamburg 5). Bis-As-Verbind. zur intramuskul. Inj. Fl. à 15 u. 50 ccm.
Bismocoral (M. Hahn, Berlin). Oxybitartramid. Fl. à 30 ccm. 1 ccm = 0,05 Bi. Flasche à 12 ccm. (Lues.)
Bismocutan (Sächs. Serumwerke, Dresden). 5% Bi, zu Schmierkuren. Pack. 100 g. (Lues.)
Bismogenol (Tosse & Co., Hamburg). Unlösl. Bi-Salz für intramusk. Inj. 1 ccm = 0,06 Bi. Fl. à 15 u. 30 ccm. (Lues.)
Bismophanol (Riedel, Berlin). Phenylcinchonins. Bi.
1 ccm = 0,02 Bi; für intramusk. Inj. Fl. à 11 ccm.
(Lues.)
Bismuto-Yatren (Behring-Werke, Marburg).
B.-Yatren A zur intravenös. Injekt. in Orig.-Ampullen.
B.-Yatren B zur intramusk. Injekt. in Orig.-Flaschen.
(Lues.)
Bismutum subgallicum (s. auch Dermatol); indiff., unlösl. gelb., leicht adstring. Pulver.
Pur oder mit Amyl. āā oder als 10% Salbe. (Wund- u. Geschwürsbehandlung.)
Bismutum subgall. oxyjodat. = **Airol** (s. d.).
Bismutum subnitricum; weißes, unlösl. adstring. Pulver.
Als Pulver u. Salbe:
> Rp. Zinc. oxyd.
> Bismut. subnitr. āā 5,0
> Ungt. simpl.
> Ungt. leniens āā ad 100,0 (Neißers Zinkwismutsalbe).

Als Schüttelsuspension: 2—5%. (Chron. Urethritis.)
Bisuspen (Heyden, Radebeul). Bi-salicylat in Öl.
1 ccm = 0,06 Bi. Flaschen à 12 ccm u. 50 ccm.
(Lues.)

Blenal (Heyden, Radebeul). Sandelölpräparat.
  Orig.-Pack. à 15 ccm oder Kapseln à 0,3 (32 u. 50 Stück).
  S. 3 × tgl. 15 Tropfen oder 3 × tgl. 2 Kapseln.
  (Gonorrhöe.)
Bleno-Lenicetsalbe siehe **Lenicetpräparate.**
Blenosan (Pohl, Danzig). Balsamicum (Kopaivabalsam) in Geloduratkapseln.
  (Orig.-Schachtel à 30 Kapseln.) (Gonorrhöe.)
Blenotin (Krewel, Köln). Sandelöl, Myrrha, Kampfer, Hexamethylentetramin u. Champignonextrakt.
  a) Blenotin braun, Schachtel à 50 Kapseln.
  b) „ grün, „ à 50 „ (f. Magenempfindliche).
  3 × tgl. 2—3 Kapseln. (Gonorrhöe.)
Boecksches Liniment siehe **Liniment.**
Boecksche Pinselung siehe **Acid. pyrogallic.**
Boluphen (Vial & Uhlmann, Frankfurt a. M.). Formaldehyd-Phenolkondensationsprodukt mit Bolus.
  Wundstreupulver (Jodoformersatz). (Ekzeme, Ulcera.)
Bolus alba. Als Streupuder u. Zusatz zu Bädern (s. d.); siehe auch Lenicetpräparate.
Bolus rubra. Als Farbzusatz 1—5% zu Pudern (s. Unna-Rezepte: Pulv. cuticolor).
Bolus (Merck). Steril zur Vaginalbehandlung. Schachteln à 200 g.
Bolusal siehe **Carbobolusal.**
Borax, Natr. biboracicum. 10% zu Pinselungen der Mundhöhle. (Stomatitis.)
  Gegen Sommersprossen:
> Rp. Borax 15,0
> Spirit. Coloniens. 20,0
> Aqu. dest. 130,0.

  Zu Waschungen (bei hartem Wasser u. empfindlicher Haut): 1 Teelöffel („Kaiserborax") auf 1 Schüssel Wasser.
Bornyval (Riedel, Berlin). Baldrianpräparat. Auch „Neo"-Bornyval.
  Orig.-Schachtel mit Kapseln à 0,25. 12 u. 25 Stück.
  (Erregungszustände, Dysmenorrhöe.)

Borovertin (Agfa, Berlin). 51% Hexamethylentetramin u. 49% Metaborsäure.

1—4 g (2—8 Tabl.) pro die.

Orig.-Pack.: Tabl. à 0,5 Nr. 20. 1 Karton à 25 g Pulver.
(Cystitis.)

Borysche Mischung siehe **Eukalyptol.**

Brandbinde nach Bardeleben (siehe Bardella); nach Hartmann (Heidenheim). Wismutbolusbinde. Siehe auch Vasenol. (Verbrennungen.)

Brompräparate s. auch **Kal. bromat.**

Bromalin (Merck, Darmstadt) in Pulver: 2 g (1—4 × tgl. in Obl.) oder Tabl. 10 u. 50 Stück (3 × tgl. 1—2 Stück).

Für Kinder:
```
Rp. Bromalin 10,0
    Aqu. dest. 10,0
    Sirup. cort. aurant. 90,0.
        Mdf. 1—2 × tgl. 1 Kinderlöffel.
```

Bromglidine (Klopfer, Dresden). An Pflanzeneiweiß gebunden.

Orig.-Pack.: 20 Tabl. 1—2 Stück tgl.

Bromipin (Merck, Darmstadt). Brom-Sesamöl.

In Kapseln (33⅓% Bromipin) pro Stück = 1 g Kal. bromat.

Orig. zu 25, 50 u. 100 St. S. 3× tgl. 1—2 Kaps.

In Tabl. (Bromipin solid.); jede Tabl. = 0,6 Kal. bromat.

Orig.-Schachtel à 25 u. 50 Stück; oder

Bromipin 10%) 100,0: 2—3× tgl. 1 Teelöffel.

Bromocoll (Agfa). Bromtanninleimverbindung.

Innerlich als Sedativum in Pulver 1—6 g pro die oder Tabl. (à 0,5 g, 50 Stück).

Äußerlich als Bromocoll. solubile; 20% als Salbe (1 Originaltube).

Oder als Schüttelpinselungen:
```
Rp. Tumenolammonii 5,0
    (od. Liqu. carbon. deterg. 10,0)
    Bromocoll. solub. 20,0
    Menthol 0,5
    Zinc. oxyd.
    Talc. venet. āā 20,0
    Glycerin.
    Spirit. 50% āā ad 100,0 (Schäffer.)
        (Chron. Ekzem, Pruritus.)
```

Bromural (Knoll, Ludwigshafen). Brombaldrianpräparat (soll hauptsächlich durch seine Baldriankomponente wirken). Tabl. à 0,3 Nr. X u. XX als Sedativum: 3× tgl. 1 Tabl.; als Schlafmittel abends 2 Tabl. in warmem Zuckerwasser.

Sabromin (Bayer, Elberfeld). Tabl. à 0,5 Nr. XX, 2—4× tgl. 1—2 Tabl. nach dem Essen.

Sedobrol (Cewega). Brom-Kochsalz-Fleischextrakt. Pack. zu 10 u. 30 Tabl., jede Tabl. = 1 g Natr. bromat.

S. 1 Tabl. mit 100 ccm heißem Wasser gibt eine Suppe.

Brookesche Paste siehe **Hydrargyrum** (Hg. oleinicum).

Buccosperin: Hexamethylentetramin + Copaivbals. + Extr. Bucco.

Orig. 30 u. 60 Kapseln. 3× tgl. 1—2 Stück. (Gonorrhöe, Cystitis.)

Butolan (Bayer, Elberfeld). Carbaminsäureester des p-Oxydiphenylmethan.

Orig.-Tabl. à 0,5 Nr. XX. Erwachsene 3× tgl. 1 Tabl. während 1 Woche, dann Laxans. Kinder: je nach Alter weniger. (Oxyuriasis.)

Byrolin (Dr. Graf, Schöneberg). Bor-Glycerin-Lanolin in Orig.-Tuben. (Kosmetischer Creme.)

Cadogel: durch Destill. aus Ol. Cadini hergestellt; fast geruchloses, wenig färbendes Teerpräparat.

Tuben zu 10%, 33% u. 60%. (Chron. Ekzem.)

Calcariae Aqua: Kalkwasser; āā mit Ol. lini. (Verbrennungen.)

Calcaria chlorata, Chlorkalk; weißes Pulver.

Rp. Calcaria chlorat. 5,0
Ungt. paraffini ad 100,0
M. f. ungt. D. in vitro fusco.
S. Abends 5 Min. lang sanft einreiben, darüber baumwoll. Handschuhe bzw. Strümpfe. (Pernionen.)

Calcaria usta.

Rp. Calc. usta.
Kal. caust. pulv. āā
S. Mit wenig Wasser oder Spiritus verreiben, auftragen, 10 Min. liegen lassen, abwaschen. („Wiener Ätzpaste".) Schmerzhaft! (Kl. Lupusherde, Karzinom, kl. Tumoren.)

Calciril (Calcion Ges. Berlin).

Calciumchlorid + Natr. acet. in Originaltabl. mehrmals tägl. (soll besser vertragen werden als Calc. chlorat.) (s. d.).

Calcium carbonicum praecip.: Schlemmkreide; weißes unlösl. Pulver.
   Als Zahnpulver u. Pastengrundlage.
> Rp. Calc. carbon.
> Zinc. oxyd.
> Ol. lini
> Aqu. Calcariae āā (Unna).

Calcium chloratum: hygroskop. leicht wasserlösl. Pulver.
   Innerlich: 1—4 g pro die (siehe auch Calciril).
   Intravenös: 5—10 ccm 10% wäßr. Lösung (s. auch Afenil). (Juck. Dermatosen, Urticaria, Hautblut., Salvarsanexantheme.)
      Ferner: 10—20 Tropfen einer Lösung von C. chlor. + Aqu. dest. āā zu 10 ccm abgekocht. Leitungswasser (als Lösungsmittel f. Salvarsan).

Calcium glycerino-phosphoric.: in W. leicht lösl. ⎫
0,2—0,5 mehrmals tgl. in Lösung.   ⎪ Exsud.
Calcium lacticum   ⎫   ⎬ Prozesse.
Calcium phosphoric. ⎭ 0,5—2,0 mehrmals tägl. ⎨ Säuglings-
Rp. Calc. lactic.   ⎪ ekzem.
   Calc. phosphor. āā 25,0   ⎪ Urticaria.
    S. Mehrmals tgl. 1 Messerspitze bis 1 Teelöffel ⎭
    (in Wasser, Suppe usw.)

Calcium sulfuratum: als Liqu. Calc. sulfurat. = Sol. Vlemingkx; zu Schwefelbädern (s. Bäder) u. Schüttelpinsel.
> Rp. Sol. Vlemingkx 10—20,0
> Zinc. oxyd.
> Talc. venet. āā 25,0
> Glycerin.
> Aqu. dest. āā ad 100,0. (Seborr. Ekzem.)

Calcodylin siehe **Arsenik.**
Calomel siehe **Hydrargyrum.**
Calomel-Diasporal siehe **Diasporal.**
Calomelol (Heyden, Radebeul); wasserlösl. koll. Calomel.
   Äußerlich als Streupuder mit Zinc. oxyd. u. Talc. āā. (Siehe auch Ungt. Heyden.)
   Innerlich in Tabl. 3× tgl. 1, steigend auf 3× tgl. 3. (Lues.)
   Orig.-Tabl. à 0,01 Nr. XX. dto. mit 0,006 Opium Nr. XX.

Camphora trita: weiße, krystallin., in W. schwer, leicht in Alk., Äth. u. Fetten lösl. Masse. Juckstillend, reizend u. granulationsbefördernd.
   Als Öl: Rp. C. trit. 5,0
>   Ol. terebinth. 20,0. (Pernionen.)

Als Salbe: 2% bei Decubitus oder

Rp. Camph. trit. 0,3
　Morph. mur. 0,12
　Bals. tolut. 0,6
　Zinc. oxyd. 2,0
　Vaselin 20,0
　Cer. flav. 2,5.
　(Frerichs Dekubitussalbe.)

Rp. Camph. trit.
　Chloralhydrat āā 5,0
　Vasel. ad 50,0.
　(Joseph; Pruritus.)

Als Vin. camphorat. zu Umschlägen. (Ulcera.)

Innerlich: In Pillen 0,1—0,2 (gegen Erektionen).

Camphora monobromata. 0,1—0,5 in Pillen u. Supposit. (Gegen schmerzhafte Erektionen.)

Camphosan (Riedel, Berlin). Kampfersäuremethylester des Sandelöls.

Orig.-Schachteln mit 32 Kapseln à 0,3 (3—5 × tgl. 2 Kapseln). (Cystitis, Urethritis u. als Prophylact. bei Katheterbehandlung.)

Cannabis indic. Extrakt: wasserunlösl. Extr. 5—10% als Zusatz zu Salben u. Pflastern (schmerz- u. juckstillend).

Canthariden = span. Fliegen. Starkes Hautreizmittel.

Empl. Canth. ordin. (Vesicans in 10—12 Stunden).

Tinct. Cantharidar. 1—10% als Zusatz zu Salben u. Haarspiritus. (Alopecia areata.)

Capsici, Tinctura (span. Pfeffertinktur). 10—20% als Zusatz zu Haarspiritus. (Alopecie.)

Captol (Bayer, Elberfeld). Tannin-Chloral; zu Haarspiritus.

Rp. Captol
　Acid. tartaric.
　Resorcin. āā 1,0
　Acid. salicyl. 0,7
　Ol. ricin. 0,5
　Spirit. (60%) ad 100,0.

Caramba siehe unter: „Seifen".

Carbo detergens Liquor siehe **Liquor c. d.**

Carbo ligni pulverat.: Holzkohle; Desodorans u. Adsorbens.

Als Streupuder; in wäßr. Aufschwemmung auch bei Urethritis u. Cystitis.

Carbo medicinalis (Merck, Darmstadt). a) **animalis** (Blutkohle). b) **vegetabilis** (Holzkohle).

Äußerlich: als Streupuder; innerlich tee- u. eßlöffelweise oder in Kompretten. (Abnorme Darmgärung, Rosacea, Acne, Urticaria.)

Orig.-Pack. à 50 u. 100 g. Kompretten à 0,25 Nr. 50.

Carbobolusal (Reiß, Charlottenburg). Tierkohle mit Bolusal (messerspitzen- bis teelöffelweise). Auch Bolusal rein (ohne Kohle). dto. (Darmgärungen, Urticaria.)

Carboneol siehe **Karboneol.**

Carbon. tetrachlorat.: Tetrachlorkohlenstoff; nicht explosives Ersatzmittel für Benzin zu Hautreinigungszwecken, aber unangenehm riechend. (Vorsicht vor Einatmen der Dämpfe!)

Caryophyll. Ol. Zur Mückenstichprophylaxe nach E. Hoffmann.

    Rp. Ol. Caryophyll. 5—10,0
    Lanolin 30,0
    Ungt. Glycerin ad 100,0.

Casbis (Cassella & Co., Frankfurt a. M.). Bi-Präp. zur intramusk. Injekt. 1 ccm = 0,1 Bi. Orig.-Fl. à 15 u. 50 ccm. (Lues.)

Caseosan (Heyden, Radebeul); sterile Caseinlösung (5%); subcutan, intramusk. u. intravenös.

  Intravenös: Alle 2—3 Tage 0,5—1,0 ccm; im ganzen 3—4 Injektionen.

  Intramuskulär: Alle 2—3 Tage 1,0—5,0 ccm; im ganzen 3—4 Injektionen.

  Orig.-Pack.: 3 u. 10 Ampullen zu 1,0 ccm, 6 Ampullen zu 5 ccm, 5 Ampullen zu 10 ccm. (Tiefe Trichophytie, Bubonen, Pyodermien, gon. Komplikationen.) Siehe auch Abijon u. Aolan.

Caseoterpol (Heyden, Radebeul). Terpentinemulsion zur intravenösen Injektion.

  Stärke I (25% Terp.) dos: 0,4—0,8 iv.
        II (33% „). „ : 0,3—0,6 iv.
       III (50% „). „ : 0,5—0,6 iv. in Ampullen à 1 ccm 3 Stück.

Vor der Injekt. 1 ccm Blut aufsaugen u. mit der betr. Dose Caseoterpol durchschütteln!

Catamin (Riedel, Berlin). 5% Sulf. u. 10% Zinkoxyd enthaltende, angenehm riechende Salbe. In Orig.-Tuben à 55 g u. Töpfen à 130 g. (Scabies.)

Catechu, Tinct.: Adstringens. Mit Tinct. Myrrhae und Ratanhiae āā.

  1 Teelöffel auf 1 Glas Wasser zum Mundspülen. (Stomatitis.)

  Catechu pulv. 20% als Salbe. (Decubitus.)

Caviblen (Dr. Jablonski, Engelapotheke, Breslau IX); schmelzbare Gelatinehülsen mit Silberfarbstoff (Uranoblen) in Pulverform. Zur Gonorrhöebehandlung nach Bruck.
>Caviblen I. a) Mit 1% Uranoblen.
>>b) ,, 2% ,,
>>Dicken: 1, 2 u. 3.
>>Jede Packung: 10 Stäbchen mit Creme (zum Einführen der Stäbchen) u. Gummischutzbeutel. Zur Behandlung der Urethr. ant.
>
>Caviblen II. Dicken: 1 u. 2.
>>Jede Packung: 6 Stäbchen u. Gummischutzbeutel. Zur Behandlung der Urethr. post. chron.
>
>Caviblen III. a) Mit 2% Uranoblen.
>>b) ,, 4% ,,
>>Jede Packung: 20 Stäbchen u. Creme. Zur Behandlung der weiblichen Urethra.
>
>Caviblen IV. Jede Packung 20 Stäbchen. Zur Behandlung der Cervix.
>
>Caviblenschutzmittel: In Metallkästchen (10 kl. Stäbchen u. 1 Tube Hg-Creme). Zur Prophylaxe gegen Gonorrhöe u. Lues.

Cera alb. u. flav.: Wachs; Salbengrundlage; s. auch Ungt. cereum u. leniens.

Ceratum Cetacei: Walrat-Cerat; zähe, nicht ranzig werdende Salbengrundlage.

Ceratum Cetacei rubr.: mit Alkannawurzel rot gefärbt. (Zu Lippenpomaden.)

Cerolin (Böhringer, Mannheim). Fettsubstanz der Bierhefe.
>Orig.-Pill. à 0,1. Nr. 50 u. 100. 3 × tgl. 1—3 Pillen. ½ St. vor dem Essen.
>Für Säuglinge: Cerolin-Milchzuckertabl. à 0,025 Nr. 100. 3—4× tgl. 1 Tabl. (2—4 Tabl. bei größ. Kindern). (Furunkulose, Acne.)
>(Cerolin-Bougies u. -Kugeln [Fl. alb.] durch Fa. Noffke-Berlin).

Cerussa siehe **Plumb. carbonic.**

Chaulmoograe Ol.: Öl aus Gynocardia odorata.
>Innerlich: Mit Ol. olivar āā steigend bis auf 100 Tropfen pro die; besser in Kapseln (Antileprol).
>Subcutan: 2—5 ccm. (Lepra.)

Chenopodii anthelminthici Ol.: je nach Alter 8—15 Tropfen in Zuckerwasser; 1 Stunde darauf Ricinus. (Oxyuren, Askariden.)

Chinin hydrochloric.: in 34 Teilen W., in 3 Teilen Alk. lösl. Krystalle.

    Innerlich: 0,025—0,05 in Caps. amylac. mehrmals tgl. (Urticaria.)
        0,5; 2—3 × tgl. (Pemphigus.)
        0,5; 2 × tgl. 10 Min. darauf: Pinselung mit Jodtinktur.
    (5 Tage lang — 5 Tage Pause — dann Wiederholung.)
    (Lupus erythem.; Behandlung nach Holländer.)
    Intravenös (in Urethan gelöst) tgl. 0,3—1,0.
                                    (Sept. Phagedaenismus.)

Chinosol (Fritzsche & Co., Hamburg). Dioxychinolinsulfat; gelbes, wasserlösl. Pulver. Starkes Desinfiziens.

    Als Salbe: 10%. (Verbrennungen, Ulcera.)
    Als Lösung: 1 : 250—1 : 1000; als Verbandwasser, zu Spülungen und als Mundwasser (Plättchen à 0,1 g). (Stomatitis.)
    Als Streupuder: 0,5 : 100 Amylum. (Kinderstreupuder.)
    1,0 : 10,0 Acid. boric. pulv. (Ulcera.)

Chloralhydrat: farbl. wasserlösl. Krystalle (Max.-Dosis: 3,0 pro dosi, 6,0 pro die).

    Innerlich: Sedativum (2,0) oder als Klistier:

        Rp. Chloralhydrat 2,0
            Aquae
            Mucil. Amyli. āā ad 50,0. (Gonorrhöe.)

    Äußerlich: 2—10% als Zusatz zu Haarspiritus u. Salbe. (Alopecie.)

Rp. Chloralhydrat 5,0
    Aeth. sulf. 25,0
    Acid. acet. cryst. 1—5,0.
    (Besnier, Alopecia areata.)

Rp. Chloralhydrat
    Camph. trit.
    Menthol. āā 5,0
    Vasel. fl. ad 50,0.
    (Juckstill. Salbe n. Neißer; nicht bei Ekzemen!)

Chloramin (Heyden, Radebeul); organ. Chlorpräp. als Ersatz für Dakinsche Lösung. Antisepticum.

    ¼% warme wäßr. Lösung zu Vaginal-, 0,1% zu Blasenspülungen.
    Orig.-Pack. 100 g u. 1000 g u. Tabl. à 0,5 g, 10, 100 u. 500 Stück.

Chlorodont (Leo, Dresden). Zahnpaste in Orig.-Tuben. (Stomatitis.)

Choleval (Merck, Darmstadt). Silber-Gallensäurepräparat zur Gonorrhöebehandlung.

Männl. Gonorrhöe: 0,25—0,5% (Instill. 1%); weibl. 0,5—2%.

Orig.-Pack.: Tabl. à 0,25 Nr. X u. à 0,5 Nr. X zur Herstellung der Lösungen.

Choleval-Bolus: 1,5% u. 3% à 125 g zur Trockenbehandlung bei weibl. Gonorrhöe.

Choleval-Emulsion: 2½%; in elast. Spritzkapseln à 5 ccm (Pack. 6 Stück).

Choleval-Vaginaltabl. Nr. XX } zur weibl. Gonorrhöe-
Choleval-Stäbchen 25 u. 50 St. } behandlung.

Choleval-Schutzstäbchen. 6 St. zur Prophylaxe.

Siehe auch Gonostyli.

Chrysarobin (aus Goapulver); gelb, in W. unlösl., in Alk., Benzol u. Chloroform lösl. Starkes Reduktionsmittel u. Antimykoticum. Verfärbt Haut, Nägel u. Wäsche; Cave: Gesicht! Conjunctivitis!

Als Salbe: 0,1—0,5—1%. (Parasitär. Ekzem.)
5—10—20%. (Psoriasis.)

Rp. Acid. salicyl. 10,0
   Chrysarobin
   Ol. rusci āā 20,0
   Sap. virid.
   Adep. lanae āā 25,0.
   (Dreuwsche Salbe; Psoriasis.)

Rp. Chrysarobin 0,25
   Calc. carbon
   Zinc. oxyd āā 20,0
   Ol. lini
   Aqu. calcis āā ad 100,0.
   S. Psoriasissalbe nach Hübner.
   Daneben Na. salicyl. Injektionen.

Als Pinselung: 10% Chrysarobin-Traumaticin,
             10% „ Chloroform (darüber Pflaster).

Als Guttaplast s. d.

Cignolin (Bayer, Elberfeld); synthet. Chrysarobin.

0,25—1% Lösung in Benzol oder Aceton als Pinselung.

0,1—0,25—0,5—1—5% Salben (am besten mit 2% Salicylvaselin).

0,1—1,0% als Schüttelpinselungen (Cignolin 0,1—1,0; Zinc. oxyd., Talc., Glycerin, Aquae āā ad 100,0).

(Wirkt stärker als Chrysarobin, daher in geringerer Konzentration anwendbar u. daher Haut u. Wäsche nicht so stark färbend.) (Psoriasis, Dermatomykosen.)

Clauden (Luitpoldwerke, München); aus Lungengewebe gewonnener blutstill. Körper.
In 2,5% Lösung in Wasser; durch Wattetupfer, Injekt. oder durch Aufschütten der Substanz.
Orig.-Schachteln mit 1, 3 u. 10 Röhrchen à 0,5 Pulver, oder 5 Ampullen à 10 ccm u. 5 Ampullen à 2,5 ccm der Lösung. (Blutungen [Urethra].)

Coeliacintabl. siehe **Glandulae mesent.**

Collargol (Heyden, Radebeul); kolloid. Ag-Präp. (70% Ag); grünschwarze, wasserlösl. Blättchen.
Injektionen bei Gonorrhöe: 0,5—1%.
Intravenös: 5—15 ccm 1—2%, oder 3—9 ccm 5% Lösung (filtrieren u. langsam injizieren). (Gonorrhöe, Sepsis.)
Als Salbe: Ungt. Credé (Collargol 15,0, Aqu. 5,0, Adip. benzoat. 73,0, Cer. fl. 7,0). (Lymphangitis, Furunkulose, Epididymitis.)
Orig.-Pack.: 1. Fläschchen mit 5, 10 u. 25 g Substanz.
2. Ampullen zu 0,4 u. 1 g Substanz in Schachteln zu 3, 10, 25 u. 100 Ampullen.
3. Tabl. zu 0,05 in Röhrchen mit 50 Tabl.
4. Collargol in 12% Lösung (Schachtel enthält 2 Ampullen à 5 ccm 12% Lösung u. 3 Ampullen à 20 ccm dest. Wasser).
[1 Teil Collargollös. 12% + 5 Teile Wasser = 2% Collargollösung;
1 Teil Collargollös. 12% + 10 Teile Wasser = 1% Collargollösung.]

Collodium elasticum: Lösung von Schießbaumwolle in Äther-Alkohol + 3% Ricinusöl.
Deckmittel z. B. 10% Jodoform-Kollodium.

Combustin (Winter, Fährbrücke i. Sa.); Alum.-Wismut-Zinkverbindung enthalt., reizlose Brandsalbe.
Orig.-Dosen à 30, 80 u. 300 g (Kassenpack. 55 g). (Verbrennungen, Ulcera.)

Compretten siehe **M.B.K.-Präparate.**

Contragen Homefa (Horn & Co., Frankfurt a. M.). Glob. vaginales c. Chinin 2,5%, Borsäure 3%, Hg. oxycyanat. 0,2% (Schachtel à 12 Stück). (Antikonzipiens.)

Contraluesin (Wolsdorff, Hamburg). Gold-Hg-Präparat nach Richter. (1 ccm = 0,1 Hg, 0,01 Jod und 0,001 As).
>Zu intramusk. Injekt. in Orig.-Ampullen à 1,2 ccm (einzeln und à 8 Stück). (Lues.)

Copaivae-Balsam siehe **Balsam. Copaiv.**

Cornilin siehe **Guttaplaste.**

Creme Peri (Albersheim, Frankfurt). Hamamelis-Creme.
>In Tuben u. Porzellandosen (auch Puder u. Seife). (Cosmeticum.)

Creme „Simon":
>100 Amyl. trit. + 100 Aqua + 1300 Glycerin kochen und 0,5 Tragacanth, 90 Zinc. oxyd, 0,5 Kumarin, 0,5 Heliotropin, 0,1 Moschus artefic., 0,25 Ol. ros. artefic., 15 Tonkabohnentinktur, 40 Tct. Benzoës und 40 Quillajatinktur zusetzen.

Creolin (Pearson, Hamburg); aus engl. Steinkohle gew. sirupöse Flüssigkeit.
>Antiseptikum (Ersatz von Carbolsäure). $1/2-2\%$ in wäßr. Lösung zu Waschungen u. Verbänden. (Pyodermien.)

Cresoli saponat. Liqu.: aus Rohkresol u. Kaliseife. Antisepticum.
>1 Eßlöffel auf 1 Liter Wasser zur Wundbehandlung. (1—5% zur Desinfektion.)

Crurin (Kalle, Biebrich). Chinolinwismutrhodanat; ziegelrot; in Alkohol unlösl., in Wasser zersetzlich.
>Streupulver 50% (mit Amylum). (Ulc. crur.)

Cubebae (Früchte). 1—5 g mehrmals tgl. in Pulvern oder Kapseln.
>Extr. Cubeb. 0,5—2,0 mehrmals tgl. (Caps. c. Balsam. Copaiv. u. Extr. Cubeb. āā 0,3.) Cave: Nierenreizung! (Gonorrhöe.)

Cuprex (Merck, Darmstadt). Kupferverbindung, blaugrüne Flüssigkeit. Origfl. à 25, 50 u. 200 gr. Großpack. ½ u. 1 Liter. (Pediculosis.)
>Bei Kopfläusen ca. 50 g einreiben, 1 St. wirken lassen, mit warmem Seifenwasser waschen, mit „Nisskakamm" auskämmen. Bei Filzläusen ca. 25 gr.

Cupronat (Troponwerke, Köln-Mülheim). Kupfer an Eiweiß gebunden.
>Orig.-Tabl. à 1 g Nr. XX (jede Tabl. soll 0,0094 Kupfer enthalten).

S. 5 Tage lang 2 × tgl. 1 Tabl. (bei Kindern 3 × tgl. ½); 5—8 Tage Pause, dann Wiederholung. (Analpflege u. gleichzeitig Händedesinfektion!) (Oxyuriasis.)

Cuprum sulfuricum: Adstringens u. Ätzmittel.

1—2—10% wäßr. Lösung (letztere zu lokalen Ätzungen) bei chron. Gonorrhöe.

Kupferbehandlung bei Lupus siehe: Lecutyl u. Kupferdermasan.

Cusylol (Agfa). Cupr. citr. praep. mit 14,9% Cu; bläuliches wasserlösl. Pulver.

Als Traganthschleim zur Gonorrhöebehandlung:
 Pulv. Cusylol ad mucilago 15,0
 Aqua. dest. ad 300,0.
 S. Zu Injektionen.

Cutol (Viktoriaapotheke, Berlin). Alum. borico-tannic., bräunl. unlösl. Pulver. Adstringens u. Antisept.

Als Streupuder pur oder mit Amyl. āā.

Als Salbe: 10—20%. (Näss. Ekzeme, Intertrigo, Verbrennungen, Ulc. crur.)

Cutren (Passek & Wolf, Hamburg). Bi-Salz d. Orthooxychinolinsulfosäure. 1 ccm = 0,06 Bi.

Zur intramusk. Injekt. Flaschen à 20 u. 100 g. (Lues)

Cyarsal (Riedel, Berlin). Cyanmerkurisalicylsäurekalium. 46% Hg.

Orig.-Schachtel: 10 Ampullen zu je 2,2 ccm der 1%igen Lösung; 1 Ampulle à 25 ccm.

Zur intramusk. u. intravenösen Injekt., letztere in Mischung mit Neosalvarsan, mit dem es keine Trübungen gibt (wöchentl. 2 × 0,45 Neosalv. + 1 Ampulle [2 ccm] Cyarsal einzeitig [Oelze]). (Lues.)

Cycloform (Bayer, Elberfeld). Isobutylester der p-Aminobenzoesäure. Wenig toxisches Anaestheticum.

Als Streupuder pur oder mit Carbo animal. āā (Ulcera).

Als Suppositorien à 0,3. (Hämorrhoiden.)

Als Salbe u. Paste 10%. Orig.-Pack.: Cycloformpaste (Bayer) 1 Tube (enthält 10% Cycloform u. Hamamelisdestillat). (Ulcera, Analekzeme.)

Cylotropin (Schering, Berlin); enthält 0,8 Urotropin + 0,2 Coffein natr. salicyl.

2 × wöchentl. intravenös.

Orig.-Pack.: 5 Amp. à 5 ccm. (Cystitis, Pyelitis.)

Cystopurin (Wülfing, Berlin). Hexamethylentetramin + Natriumacetat; leicht wasserlösl.
Tabl. à 1,0 Nr. XX. 3 × tgl. 1—2 St. in Wasser. (Cystitis.)

Delegon (Bayer, Elberfeld). 2% Protargolstäbchen.
1 Orig.-Packung. (Prophylaxe.)
10% zur Behandl. d. weibl. Gon. Größe I u. II, Schachteln à 10 Stück.

Depilatorium nach Unna (Beiersdorf, Hamburg). Orig.-Fl. (Gebrauchsanweisung liegt bei.)
Ferner:

Rp. Calc. hydr. sulf. in aqua 20,0
    Ungt. glycerini
    Amyl. ää 10,0. (Joseph.)
    S. Frisch bereiten! 1—2 mm dick auftragen, nach 10—30 Min. entfernen. (Hypertrichosis.) Siehe auch Baryum.

Dermasan (Reiß, Charlottenburg); überfettete Salbenseife mit 10% Salicylsäure in Orig.-Tuben.
Ferner auch: Chrysarobin- u. Teerdermasan; Kupferdermasan s. d. Siehe auch Ester-Dermasan.

Dermatol (Höchst); bas. gallens. Wismut.
Pur als Streupuder.
5—10% als Paste u. Salbe. Orig.-Pack. 25 g. (Verbrennungen, Wunden.)

Dermosapol (Engelapotheke, Mülheim a. Ruhr). Salbengrundlage aus Lebertran, Ölen, Fetten u. Glycerin.
Orig.-Tuben mit Jodkali (5%), Perubalsam, Formaldehyd 5%) u. Hg. (Auch Suppositorien u. Vaginalkapseln.)

Dermotherma (Luitpoldwerke, München). Seifensalbe aus Acid. formic., lact., Kampfer, Menthol, Thymol, Extr. Arnic. u. Capsici fluid. (Pernionen, kalte Hände u. Füße.)

Diacetylmorphin. hydrochlor. (Heroin). M.D. 0,005 pro dosi, 0,015 pro die. Weißes, wasserlösl. Pulver. (Erregungszustände, Pollutionen.)

Diakon-Binde (Teufel, Stuttgart); elast. Baumwoll-Binde; Breiten von 4—28 cm. (Varicen, Ulc. crur.)

Dialon (Engelhard, Frankfurt). Diachylon-Wundpuder in Orig.-Streubüchsen. (Säuglingsekzem.)

Diasporal (Klopfer, Dresden). Koll. Metall-Präp.
Calomel-D. Ampullen à 1,5 ccm = 15 mg Cal.
Eisen- „   „   à 1,5 „ = 4 „ Fe.
Schwefel-„   „   à 1   „ = 5 „ S.
Wismut- „   „   à 1   „ = 10 „ Bi(OH)$_3$.
Dijodthymol siehe **Aristol.**
Dijodyl (Riedel, Berlin). Rizinstearolsäuredijodid; 46% Jod. Schachtel mit 20 Kapseln à 0,3.
„ „ 20 Tabl. à 0,3. Ferner Röhre mit 100 St. Kügelchen à 0,0065.
S. 1—3 × tgl. 1—2 Stück (Tabl. gut zerkauen). (Lues.)
Diosmal (Dr. Runge, Hamburg). Extr. Bucco in Pillen u. Kapseln à 0,15 (2—3 × tgl.). (Gonorrhöe, Cystitis.)
Diphasol (Chemosanfabr. Wien I); molek. disperse Lösung von merkurioxybenzoesulfosaur. Salzen; 5% Hg.
20 Ampullen à 1,1 ccm oder Flaschen à 50 ccm. (Lues.)
Dispargen (Chem. Fabr Reisholz bei Düsseldorf); koll. Silber. Ampullen mit 2% Lösung.
Orig. 12 Ampullen à 2 ccm.
   6   „   à 5 ccm.
(S. auch Collargol, Fulmargin usw.)
Diuretin (Knoll, Ludwigshafen); Theobromin. natr. salicyl
1 Orig.-Röhrchen mit 20 Tabl. (M.D. 1,0 pro dosi, 6,0 pro die.) (Diureticum.) (Auch Calcium-Diuretin, Tabl. à 0,5. 20 St.)
Doramad (Gesellsch. z. Verwert. chem. Produkte, Berlin O 17); radioaktive Präparate.

Als Doramad-Salbe ⎫ Alphastrahlung
Als Doramad-Lösung (in Propyl- ⎬ bis 100 elektrostat.
   alkohol ⎭ Einheiten.

Präparate müssen frisch bezogen u. verwendet werden!
(Technik: Jadassohn: Therap. Monatsh. 1915; Kuznitzky-Schäfer: Berl. klin. Wochenschr. 1918; Jessner, Klin. Wochenschr. 1922; 34.)
(Psoriasis, Lichen Vidal, L. ruber, Sklerodermie, Lup. erythem., Nävi, juv. Warzen.)
Dreuwsche Salbe siehe **Chrysarobin.**
Duanti (Merk, Darmstadt) Chininsalbe in Orig.-Tuben (nach Schereschewsky). (Prophylaxe gegen Lues.)

Dumex-Salbe (Miros, Dr. Seyler, Berlin). (Aus Extr. hamamelis, Camph. japon., Karbolsäure u. Adep. lanae.) 20, 60 u. 150 g. (Ulcera.)

Dymal (Zimmer & Co., Frankfurt a. M.); salicylsaures Didym; feines, rosaweißes, unlösl. Pulver (Abfallprodukt der Glühstrumpffabrikation).

Pur oder als 10% Salbe. (Verbrennungen, Wunden.)

Dynatin (Dr.Dr. Weil & Weil, Frankfurt a. M.). Papaverin-Johimbintartrat.

Tabl. à 0,01, Amp. St. I à 0,015 u. II à 0,02. 3 Wochen lang. (Impotenz.)

Ecrasol (Schürholz, Köln). Styrax-Salicylsäurepräparat; geruchlos, schmutzt wenig. In Orig.-Fl.

3 Abende einreiben, Bad. (Scabies.)

Eichhoffsche Pinselung siehe Pix liqu.

Eigon (Helfenberg in Sa.); jodwasserstoffsaures Eiweiß. Alpha-Eigon = Jodoformersatz.

Eigon-Frostsalbe in Orig.-Tuben. Siehe auch Jodeigon.

Eisenelarson (Bayer, Elberfeld). 1 Tabl. = 0,03 Fe + 0,0005 As. Siehe Elarson.

Eisensajodin: 25% J, 5,6% Fe. Röhrchen zu 0,5 Nr. XX. Siehe Sajodin.

Ektebin (Merck, Darmstadt). Tuberkulinsalbe nach Moro. Zur percutanen Behandlung.

Orig.-Tuben à 1, 5 u. 10 g mit Gebrauchsanweisung.

(Lupus, Scrophuloderma.)

Ektogan (Kirchhoff & Neirath, Berlin). Zinc. peroxyd.; gelbl., wasserunlösl. Pulver, H_2O_2-Entwicklung.

Pur oder 10% Salbe. (Ekzem, Verbrennungen, Ulcera.)

Elarson (Bayer, Elberfeld). Lipoides As-Präparat, gut verträglich. Jede Tabl. 0,5 mg As; auch Eisenelarson u. Jodelarson, s. d.

Orig.-Tabl. à 0,5 mg Nr. 60 u. Kurpack. à 240 St.

Erwachsene; 3 × tgl. 1, steig. auf 2—3—5 Tabl. nach dem Essen.

Kinder: 1—3 Tabl. pro die (je nach Alter).

(Chron. Ekzem, Psoriasis, Lichen ruber.)

Elektrocollargol (Heyden, Radebeul); koll. Silberlösung, 0,06% Ag u. Elektrocollargol (konzentriert), 0,6% Ag.

Zur intravenösen Injektion.
Orig.-Schachtel à 3 u. 6 Ampullen zu 5 ccm. (Gon. Kompl.)

Embarin (Heyden, Radebeul). Merkurisalicylsulfonsaures Na + Acoin.
Schachtel mit 3 u. 10 Amp. à 1 ccm.
Zur intramuskulären Injektion. (Lues.)
Embarin für intravenöse Injekt. (ohne Acoin): gleiche Packungen.

Embial (Merck, Darmstadt). Bi-Salz zu intramusk. Inj. 1 ccm = 0,08 Bi.
Orig.-Fl. (Lues.)

Embrocin. meruriale (Beiersdorf, Hamburg). $33\frac{1}{3}\%$ Hg. Salbenseife; in Gelatinekapseln à 2, 3, 4, 5 g.
Zu Schmierkuren. (Lues.)

Emede (Max Elb, Dresden). Reizloses Wundpuder; Orig.-Streubüchse.

Emplastra siehe **Guttaplaste, Paraplaste, Trikoplaste:** ferner: Bonnaplast, Germaniaplast, Hagedaplast, Helfoplast, Leukoplast, Rhenoplast, Perincoplast, Zinkokoll.

Empyroform (Schering, Berlin). Kondens. Produkt von Holzteer u. Formaldehyd; graues, fast geruchlos., in Wasser unlösl., in Aceton u. Chloroform lösl. Pulver.
Als Pinselung:

Rp. Empyroform 1—5,0 Aceton ad 100,0.	Rp. Empyroform 5—10,0 Chloroform Tinct. benzoes āā ad 100,0.

Als Salbe, Paste u. Schüttelpinselung: 5—20%. (Chron. Ekzem, Psoriasis, Lichen ruber, Prurigo, Pityr. rosea u. versicolor.)

Epicarin (Bayer, Elberfeld). Oxynaphthyltoluylsäure; geruchlos., ungift. Pulver; lösl. in Alk., Äther u. Aceton. Antiparasitär.
Als Salbe: 10—20% (bei Scabies).
    5—10% (bei Dermatomykosen).
    Rp. Epicarin 5,0
       Zinc. oxyd. 3,0
       Sapo virid. 50,0
In alkohol. Lösung: 10% (Dermatomykosen).
    5% (Alopecie).

Rp. Epicarin
Resorcin āā 5,0
Tinct. Capsici 10—20,0
Spirit. vin. ad 100,0.
(Nur bei Dunkelhaarigen!)

Epiglandol siehe **Glandole**.

Epithelan (Orbiswerke, Braunschweig). Salbengrundlage.
1. E. pur Orig.-Tuben u. Kruken à 100, 250, 500.
2. E. liqu. Orig.-Fl. 100 g. (Ulcera.)

Epithensalbe (Temmler, Detmold). Scharlachrot, Perubalsam. Tuben à 40 g (Ulcera, Ekzeme).

Erektol (B. Hadra, Berlin). Tabl. mit Extr. Muir. Puam., Lecithin, Chin. glyc. phosph. u. Ferr. glyc. phosph. Schachtel mit 100 Tabl.

Erektol mit Yohimbin: Schachtel mit 100 Tabl. (3 × tgl. 1—2 Stück). (Impotenz.)

Erha-Salbe (Wölm, Spangenberg b. Cassel). Staphylokokken-vaccine-Salbe. (Furunculose.)

Ester-Dermasan (Reiß, Charlottenburg); überfett. Salbenseife mit 10% Salicylsäure u. mit Salicylsäureestern gesättigt.

In Orig.-Tuben. (Eryth. nodos., Tendovaginitis usw.)
Vorsicht vor zu starker Hautreizung!
Ester-Dermasan-Vaginaltabl. Orig.-Pack. 12 Stück.
do. „verstärkt". (Fluor alb.)

Eston siehe **Lenicet**.

Eucain β (Schering, Berlin); farbloses Pulver. 4—5mal weniger giftig als Cocain. (Zu 4% in kaltem, stärker in warmem W. lösl.) Durch Aufkochen sterilisierbar.

Für chirurg. Zwecke: 2—4% Lösung (evtl. auf 1 ccm 3 Tropfen Sol. Suprarenin 1 : 1000).
Für Pinselung u. Salben: 5%. (Pruritus ani et vulvae.)

Eucerin (Beiersdorf, Hamburg). Salbengrundlage n. Unna
a) Eucerin. anhydr. Gemisch von wasserbind. Alkoh. tierischer Fette u. neutralen Kohlenwasserstoffen, nimmt 200% Wasser auf. Sehr geeignet für flüssige Arzneistoffe.
b) Eucerin. (c. aqua) = E. anhydr. u. Aqua āā, reizlose Kühlsalbe von guter Penetrationsfähigkeit. (Siehe auch „Unna-Rezepte".)

Eucupin-Suppos, (Chininfabr. Zimmer & Co., Frankfurt a. M.) 2% Eucupin enthalt. (Haemorrhoiden).

Eudermol (Marquart, Beuel a. Rh.); salicyls. Nikotin; geruchlose wasserlösl. Krystalle; weniger giftig als Nikotianaseife. Als Salbe: 0,1—1% (Scabies).
Als Öl oder in Traumaticin: 5% (Psoriasis, Pyodermien, Lichen Vidal).

Eugallol (Knoll, Ludwigshafen); rotbraune, 33% Aceton, 66% Pyrogallolmonoacetat enthaltende, in Wasser, Alk., Äther u. Aceton lösl. Flüssigkeit.
Pur oder āā mit Aceton; Einpinseln, trocknen lassen und mit Zinkpuder bedecken. (Lokalisierte inveterierte Psoriasis, Lupus vulg.)

Eugatol (Agfa). Haarfärbemittel: Blond, Hellblond, Braun, Dunkelbraun, Schwarz. (Na-Salz d. Sulfosäure d. Amidophenol.) Als Entwickler dient H_2O_2.
Haar durch Seifenwaschung entfetten, mit H_2O_2 vorbleichen, mit der Mischung 1 Teil Eugatol + ½ Teil „Eugatol-Entwickler" (Teilstriche auf den Flaschen bezeichnet) durchfeuchten. 1 Orig.-Karton.

Euguform (Hillinghaus & Heilmann, Güstrow). Formaldehyd-Guajakolpräparat; graues, geruchloses Pulver. Jodoformersatz. (Ulcus molle, Ulcus crur.)

Eukalyptol: wichtigster Bestandteil des Eukalyptusöls. Borysche Mischung für Psoriasisbehandlung (n. Hauck):

Rp. Sulf. praecip. pur 1,0
Guajacoli 5,0
Camph. 10,0
Eukalyptol 20,0
Ol. sesami ad 100,0.

Hiervon 3—5 ccm alle 8 Tage intramusk. (10—12 Injektionen). (Psoriasis.)

Eumattan (Kripke, Neukölln); flüss. Fett mit starker Wasseraufnahmefähigkeit.
Zur Bereitung von „Wassersalben".

Rp. Eumattan 10,0
Sol. acid. boric. ad 50,0.

Rp. Eumattan 10,0
Liqu. alum. acet. (5%) ad 50,0.
(Ekzem, Dermatitis.)

Rp. Eumattan 10,0
Sol. Hydrogen. peroxyd. (3%) 40,0.
(Epheliden.)

Rp. Eumattan 10,0
Bromocoll. solub. (10%) 40,0.
(Pruritus.)

Eumenol (Merck, Darmstadt). Fluidextr. aus Rad. Tang Kui. (3 × tgl. 1 Kaffeelöffel). (Amenorrhöe, Dysmenorrhöe.)

Euresol (Knoll, Ludwigshafen). Resorcinmonoacetat; gelbe, dickfl., angenehm riechende Masse; lösl. in verd. Alkalien u. Aceton.

Als Salbe 10%, in Lösung: Euresol 1—10,0 Aceton ad 20,0; oder: Euresol, Spirit. vin., Spirit. coloniensis, Aquae āā. (Acne, Sykosis, Alopecie.)

Als Frostbalsam:
>Rp. Euresol
>Eukalyptol
>Ol. terebinth. āā 2,0
>Collod. elast. ad 20,0. (Pernionen.)

Auch als: Euresolhaarwasser (Knoll) [2% Euresol, 40% Spir. parfüm.] in Orig.-Fl.

Euresol pro capillis (parfümiert) zur Haarpflege:

Rp. Euresol pro capill. 10,0 Spirit. Aqua āā ad 250,0. (Haarwasser.)	Rp. Euresol pro capill. 5,0 Ol. ricin. 25,0 Ol. resam. 15,0 Cetaceum 12,0. Mf. Haarpomade.

Eurobin (Knoll, Ludwigshafen). Chrysarobintriacetat; rotgelb., wasserunlösl. Pulver, lösl. in Chloroform u. Aceton.

Als Salbe: 2—5%, als Lösung 1—20% in Aceton.
>Rp. Eurobin
>Eugallol āā 20,0
>Aceton ad 100,0. (Isolierte Psoriasisherde.)

Europhen (Bayer, Elberfeld). Isobutyl-Ortho-Kresoljodid; geruchlos. Jodoformersatz (25% Jod). Nicht mit Amylum u. Metalloxyden (Zinc. oxyd.) mischen!

Pur: (Ulc. moll., Balanitis usw.)

Euvaseline (Reiß, Charlottenburg); neutrale, konsistente Salbengrundlage. (Siehe Lenizetpräparate.)

Extaetol siehe **Pyotropin.**

Faex medicinalis (Merck, Darmstadt) (Ferment. cerevisiae). Bierhefe.

Teelöffelweise vor dem Essen. (Furunculose.)

10—20 g mit Zuckerwasser angerührt zu Vaginaleinläufen (darauf Tampon vorlegen u. 2—3 Tage liegen lassen). (Fluor albus.)

(Siehe auch Biozyme, Cerolin, Furunculin, Levurinose, Zymin.)

Fango: radioaktiver vulkanischer Schlamm aus Battaglia oder der Eifel (deutscher Fango).

Durch Zusatz von heißem Wasser zu einem Brei von 50—60° anrühren, auflegen u. 1—1½ Stunden liegen lassen. Darauf Reinigung mit warmem Wasser. (Siehe auch „Fapack".) (Arthr. gon., Tendovaginitis, Exsudate.)

Fapack-Kompressen (Hartmann, Heidenheim a. Brenz). (Gebrauchsfertige Fangopackungen (s. Fango).

Ferrum-Präparate:

Ferratin (Böhringer, Mannheim). 6% Fe. Orig.-Tabl. à 0,25 Nr. 100.

Ferratose (Böhringer, Mannheim). 0,3% Fe. Orig.-Fl. à 250 g. 3—4 Eßl. pro die.

Ferrichthol (Cordes, Hermanni, Hamburg). 3½% Fe. Orig.-Tabl. à 0,1 Nr. 50.

Ferri albuminati Liquor, Drees. 3 × tgl. 1 Teelöffel.

Ferri jodati, Syrupus. 3 × tgl. 1 Teelöffel.

Ferri sesquichlorat. Liquor. Äußerlich als Stypticum.

Ferri, Tinctura, Athenstädt. 3 × tgl. 1 Eßl.

Ferrogen (Eisen-Manganpräparat). 0,3% Fe. Fl. à 500 g. 3 × tgl. 1 Eßl.

Ferroglidine (Klopfer, Dresden); an Pflanzeneiweiß gebunden. Tabl. à 0,025 Fe. Nr. 25 u. 60.

Ferrovarialtabl. s. Ovarialtabl.

Ferrum carbonic. (Pil. Blaudii); jede Pille 0,025 Fe. carb. 3—4 × tgl. 1 Pille. (Siehe auch M.B.K.-Präp.)

Ferrum colloidale (Heyden, Radebeul). Pack. à 50 u. 150 Tabl. à 0,01 Fe.

do. c. Arsen (0,01 Fe + 0,0004 As).

Triferrin (Knoll, Ludwigshafen). Tabl. à 0,3. Nr. 30. 3 × tgl. 1 Tabl.

Triferrin-Maltyl (Gehe, Dresden). 3—4 × 1 Eßl. pur oder in Schleimsuppen.

Triferrol (Gehe, Dresden). Orig.-Fl. à 300 g. 3—4 × tgl. 1 Eßl.

Fetron („Hansa", Hemelingen b. Bremen). Mischung von 97% Vaseline u. 3% Stearinsäureanilid. Salbengrundlage.

Fibrolysin (Merck, Darmstadt); sterile Lösung von Thiosinamin u. Natriumsalicylat.

Orig.-Karton: 10 Ampullen à 0,2 Thiosinamin; Fibrolysin-Suppositorien 10 St. Fibrolysin-Pflaster (Guttaplast) 10 cm, ¼, ½, 1 m.

Zur Auflockerung u. Erweichung von Narbengewebe; tgl. bis alle 2 Tage 1 Spritze intramuskulär. (Sklerodermie, Keloide, Epididymitisknoten.)

Flavicid (Agfa). Akridinfarbstoff. Antisepticum.

Orig.-Pastillen à 0,1 Nr. 10. Zur Herstellung von Lösungen 1 : 5000. (1 Past. : 500 ccm Wasser.) Zu Spülungen u. Verbänden.

Streupulver 2%. 1 Orig.-Schachtel.

Salbe à 25 g in Orig.-(Tuben (Resorbin).

Ferner in 1—2% alkohol. Lösungen. (Pyodermien, Ulcera.)

Fluidcystol (Tosse, Hamburg). Extr. aus Fol. uv. Urs. u. Herniaria.

Rp. 15—30,0.

S. 20 Tropfen mehrmals tgl. in Wasser. (Cystitis.)

Formaldehyd sol. oder **Formalin** (Schering). 35% wäßr. Lösung von Formaldehyd. Antiseptisch, adstringierend u. desodorierend.

5—10% als Lösung u. Salbe. (Hyperidrosis.)

½—1 Teelöffel auf 1 Liter Wasser zu Scheidenspülungen. (Fluor alb.)

Formamint-Tabletten (Bauer & Cie., Berlin). Formaldehyd-Milchzucker (je 0,01 Form.).

2—3stündl. 1 Tabl. im Munde zergehen lassen. (Stomatitis.)

Formicin (Kalle, Biebrich). Formaldehyd-Acetamid; wasserlösl. sirupöse, Formaldehyd abspalt. Flüssigkeit.

1—2% zu Blasenspülungen u. Verbänden. (Cystitis, Ulcera.)

Formoform (Krewel, Köln). Paraformgemisch.

Als „Formoformstreupuder" 3% 100,0 (für Männer).

„   „   2% 50,0 (für Frauen).

(Hyperidrosis.)

Frostinpräparate (Agfa).

Frostinsalbe (10% Bromocollresorbin) in Orig.-Tuben. (Pernionen.)

Frostinbalsam (Tannobrominkollodium mit Spir. u. Tinct. benzoes) in Orig.-Flaschen. (Pernionen.)

Frostinseife (Tannobrominseife) zur Nachbehandlung der Scabies.

Fulmargin (Rosenberg, Freiburg i. Br.). 1°/₀₀ elektr. hergest. koll. Silberlösung in Orig.-Ampullen.

1 Schachtel = 1, 3 u. 6 Ampullen à 5 ccm. Spitalpack. 30 Amp. (Siehe auch Dispargen usw.) (Gon. Komplikationen.)

Furunkulin (Zyma, Erlangen). Bierhefepräp., in Pulver 100 g u. 20 Tabl.; auch F.-Paste (Tube 30 g) u. F.-Seife. (Furunculose.)

Gadose (Stroschein, Berlin). Salbengrundlage aus Hühnereidotter, Vaseline, Wollfett. Wasseraufn. ca. 400%.

Gallarum tinct. Adstringens. Zu Schleimhautpinselungen. Mit Tinct. myrrh. u. ratanh. āā oder Tinct. jodi 1,0: Tinct. gallar. 9,0.

Garasine (Beiersdorf, Hamburg). Salbe mit 3% Ammon.-Salz der m. Chlor-β-oxynaphtholsäure; juckstillend. (Pruritus.)

Gaultheria-Öl, Wintergrünöl; Salicylsäuremethylester, synthet. dargestellt: Methylium salicylicum.

Als Salbe oder einige Tropfen einreiben und mit Gummipapier bedecken. (Epididymitis, Pruritus.)

Gelanthum: Traganth-Gelatine-Glycerin nach Unna. Hautfirnis; gelb, durchsichtig. Schleim, der auf der Haut einen elast. mit Wasser abwaschbaren Überzug gibt.

Rp. Zinc. oxyd. 10,0.	Rp. Resorcin 10—30,0.
Aqu. dest. 5,0	Aqu. dest. 5—10,0
Gelanth. ad 100,0.	Gelanth. ad 100,0.

Siehe auch „Unna-Rezepte".

Gelatina alba: weißer Leim. ½—1 kg zu Bädern. (Pruritus.)

Gelatina sterilisata (Merck, Darmstadt und Riedel, Berlin). 10%. Orig.-Amp. à 40 ccm u. 10 ccm.

Erwachsene 40 ccm, Kinder 5—15 ccm sukcutan nach Erwärmen auf 37° (dicke Kanüle!). (Blutungen.)

Gelodurat-Kapseln (Pohl, Danzig). Dünndarmlösl. Kapseln nach Dr. Rumpel.

Orig.-Pack.:

	Stück
Gelodurat cum Acid. aceto-salicyl. 0,5	15
„ „ Acid. salicyl. 0,25	20

		Stück
Gelodurat cum Atophan 0,5		20
,, ,,	Chin. mur. 0,25 u. 0,5	15
,, ,,	Ferr. carb. Blaud 0,25	100
,, ,,	Guajacol 0,05	50
,, ,,	Kal. bromat. 0,5	15
,, ,,	Kal. jodat. 0,2 u. 0,5	20 u. 40
,, ,,	Laxant. fortes	20
,, ,,	Methylenblau 0,1	25
,, ,,	Natr. jodat. 0,2	40
,, ,,	Natr. salicyl. 0,5	15
,, ,,	Ol. Santal. 0,3 u. 0,5	30

Gelokal (s. d.).
„Gelodurat-Bandwurmmittel":
 a) Für Erwachsene (Extr. fil. aeth. 8,0).
 b) Für Kinder (,, ,, ,, 2,0).

Gelokal (Pohl, Danzig). Kal. jod. + Hg. bijodat. in Gelo-duratkapseln.
 a) Gelokal 0,2 (Kal. jodat. 0,2 + Hg. bijodat. 0,002).
 b) Gelokal 0,5 (Kal. jodat. 0,5 + Hg. bijodat. 0,005).
 (Internes Antilueticum.)
 Packung à 20 Stück.

Germaniaplast (Blank, Bonn). Zinkkautschukpflaster.
 In Beuteln: 4 cm : 9 u. 18 cm.
 In Pappdosen: 1 m : 1—2—3—4—5 cm.
 In Blechdosen: 1 m : 1—2—3—4—5 cm.
 Auf Spulen: 5 m : 1¼—10 cm.

Glandole (Cewega, Grenzach); sämtl. 3, 6 u. 12 Ampullen oder 20 Tabl.
 Epiglandol (Epiphyse); Aphrodisiacum (Dysmenor-rhöe). 1—3 Tabl. tgl. oder 1 ccm jeden 2. Tag.
 Luteoglandol (Corp. lut.). 3 Tabl. pro die oder 1—2 ccm 3—5 Tage lang vor der Menstruation. (Menorrhagien u. Amenorrhöe.)
 Ovoglandol (Ovarien). 3 Tabl. pro die oder 1 ccm jeden 2. Tag. (Amenorrhöe, Ausfallserscheinungen, Dermatits dysmenorrhoica.)
 Pituglandol (Hypophyse). 2 Tabl. pro die oder 1 ccm pro Injekt. evtl. mehrmals. (Blasenatonie, Prurigo.)

Testiglandol (Stierhoden). 3 Tabl. pro die oder 1 ccm jeden 2. Tag. (Impotenz.)
Thymoglandol (Kalbsthymus). 1—2 Tabl. pro die oder 1 ccm jeden 2. Tag. (Psoriasis.)
Thyreoglandol (Schilddrüse). 1—2 Tabl. pro die oder 1 ccm jeden 2. Tag. (Myxödem, Sklerodermie.)
Glandulae mesenterii als „Coeliacin-Tabl." à 0,3. 50 und 100 Stück (Merck, Darmstadt). 1—2 Tabl. 3 × tgl. (Sklerodermie.)
„ thymi sicc. (Merck, Darmstadt). Tabl. à 0,05; 3 × tgl. 1—2 Stück. (Psoriasis.)
„ thyreoideae sicc. (Merck, Darmstadt). à 0,1 u. 0,3 Jodothyrin enthalt. 3 × tgl. 1—3 Stück. (Myxödem, Sklerodermie.)
Glauko-Binde (Lüscher & Bömper, Fahr, Rheinl.). Zinkleimverband in gebrauchsfertiger Form. (Ulc. crur.)
Globuli vaginales Homefa (Karl Horn, Frankfurt a. M.).
Mit Choleval 0,5 u. 1 %
Mit Hegonon 0,5 u. 1 %   Schachteln à 12 Stück.
Mit Arg. protein. 3 %   (Weibl. Gonorrhöe.)
Mit Thigenol 5 %
Glutol (Schering, Berlin). Verbindung von Gelatine mit Formaldehyd.
Form. abspalt. Streupuder. (Verbrennungen, Wunden.)
Glycasine (Beiersdorf, Hamburg). Glycerinschleim zum Schlüpfrigmachen von Instrumenten u. Fingern (in Orig.-Tuben, gr. u. kl.).
Glycerin: sirupähnl., in W. u. Alk. lösl., in Äth., Chloroform u. fett. Ölen unlösl. Flüssigkeit; stark Wasser entziehend. Mit W. verdünnt hauterweichend.
Ungt. Glycerini (Amyl. 10,0, Aqu. 15,0, Glycerin. 90,0). Nicht haltbar.
Glycerinleime (Beiersdorf, Hamburg) in Kruken à ¼, ½ u. 1 Kilo.
Nr. 701. „Weicher Zinkleim" (Zinc. oxyd. 20 %).
Nr. 702. „Harter   „   („   „   25 %).
Zum Zinkleimverband. (Ulc. crur.)
Glycerolatum aromatosum (Herxheimer).
Tragant 4,0
Aceton 30,0

Glycerin. 46,0
Aqu. dest. 18,0
Parfüm 4,0. (Liniment.)

Glycosal (Merck, Darmstadt). Salicylsäure-Glycerinester; in W. unlösl., in Alk., Äth. u. Chlorof. lösl. Pulver.
Innerlich bei Cystitis. 4—8 × 1,0 g.
Äußerlich als Salbe. 10% an Stelle von Salicylsäure.

Goluthan (Kahnemann, Berlin N 24). Gelatinekapseln mit 0,3% Sublimatsalbe. Packung à 3 Oliven.
(Prophylacticum.)

Gonaromat (Taeschner, Berlin). Sandelöl in dünndarmlösl. Kapseln. Orig.-Schachtel 45 Stück.

Gonoballi (Beiersdorf & Co., Hamburg). 2% Protargol enth. Glob. gelatinos. zur Vaginalbehandl. Schachtel 6 St.
(Weibl. Gon.)

Gonokokken-Vaccine:
Arthigon (s. d.).
Gonargin (Höchst). Fl. mit 6 ccm.
Nr. 1 = 50 Mill. pro ccm.
Nr. 2 = 250 ,, ,, ,,
Nr. 3 = 1000 ,, ,, ,,
Nr. 4 = 5000 ,, ,, ,,
Schachteln mit 10 Ampullen (je 1 Amp. 10—25—50—100 Mill., je 2 Amp. 200—500—1000 Mill.).
„Cuti"-Gonargin à 10000 Mill. pro ccm. Schachtel à 6 Röhrchen zur intracutan. Behandl.
„Resantin" Gonok.-Vacc. (Kalle, Biebrich). Gl. à 5 ccm zu 50 u. 500 Mill. pro ccm.
Gonok.-Vacc. (Merck, Darmstadt).
Susp. I = 400 Mill. pro ccm.
,, II = 40 ,, ,, ,,
Vaccigon (s. d.). (Gon. Komplikationen.)

Gonocin (Temmler, Detmold). Extr. Kava, Pichi, Cannab. ind. Fol. uv. urs. u. Salol.
Orig. 50 Tabl. Kleinpack. 25 Tabl. (Gonorrhöe.)

Gonocystol (Tosse, Hamburg). Milchsäureester des Sandelöls u. Kawa-Extr.
Schachteln à 75 u. 100 u. 40 Pillen (Kassenpackung).
3 × tgl. 1—2 Pillen. (Gonorrhöe.)

Gonorol (Heine & Co., Leipzig). Sandelölpräp. in Kapseln
à 0,3; mehrmals tgl. 1 Kapsel. (Gonorrhöe.)

Gonosan (Riedel, Berlin). 20 Teile Kawaharz u. 80 Teile
Ol. Santali.
    Kapseln à 0,3 zu 30 Stück; 3 × tgl. 1—2 Kapseln.
(Gonorrhöe.)

Gonoserol (Merz & Co., Frankfurt). 1% Protargol enthalt.
wasserlösl. Salbenmasse in Orig.-Tuben, die gleichzeitig als
Injektionsspritze benutzt werden. (Gonorrhöe, auch als
Prophylakticum.)

Gonostyli (Beiersdorf & Cie., Hamburg). Urethralstäbchen
zur Gonorrhöebehandlung. (Die unterstrichenen am gebräuchlichsten!)

Mit Albargin:	0,2; 0,5; 0,75%.
„ Arg. nitr.:	0,1; 0,2; <u>0,5; 1,0; 2,0%</u>.
„ Argonin:	1%.
„ Choleval:	<u>0,5; 1</u>; 2%.
„ Ichthargan:	<u>0,1; 0,2; 0,5; 1</u>; 2%.
„ Protargol:	0,1; 0,2; <u>0,5; 1</u>; 2%.
„ Zinc. sulf.:	0,5%.
„ Zinc. sulfocarbolic.:	<u>0,5%</u>.

    10 ccm lang für U. anterior, 18 ccm lang für U. post.
Jede Packung = 10 Stäbchen.

Ferner für weibliche Gonorrhöe:
Choleval 8%) 4 cm lang.
Protargol 6%) Jede Packung = 20 Stäbchen.

Gono-Yatren (Behring-Werke, Marburg).
Karton-Packung A (schwach) 6 Amp. à 2,5 ccm Stärke 1
bis 6.
Karton-Packung B (stark) 6 Amp. à 2,5 ccm Stärke 1—6.
Klinikpack. A 6 Fläschchen à 25 ccm St. 1—6.
     B 6   „   à 25 „ „ 1—6.
(Gonorrhöe.)

Granugenol (Knoll, Ludwigshafen). Gereinigtes Mineralöl
von neutr. Reakt. Epithelisationsbefördernd.
    Bestreichen u. Ausgießen von Ulcera u. Fisteln mit dem
Öl oder Bestreichen mit „Granugenpaste" (50% Granugenol u. Zinc. oxyd.). (Ulc. crur., Decubitus, Verbrennungen.)

Orig.-Pack.: Granugenol 100,0
Granugenpaste 20 u. 50 g.
Granugenpuder 25 g (in Beutel); 100 g (in Streubüchse).

Grotan siehe **Sagrotan.**

Guttaplaste (Beiersdorf & Cie., Hamburg). Nach Angaben von Unna hergest. medikamentöse Guttaperchapflaster von starker Tiefenwirkung. (Der Arzneimittelgehalt ist nach Gramm Substanz angegeben, die auf einem 2000 qcm großen Stück Pflaster enthalten ist.)

Gebräuchlichste:

Nr. 10. Acid. salicyl. 10,0.
Nr. 9. ,, ,, 25,0.
Nr. 82. ,, ,, 50,0.
Nr. 113. ,, ,, 10,0 + Sap. med. 1,0.
Nr. 64. ,, ,, 20,0 + Extr. Cannab. ind. 5,0 („Cornilinpflaster").

(Hühneraugen.)

Obige käuflich in:
- K-Packung 6 : 9 cm in Papierbeutel.
- M- ,, 5 : 18 ,, ,, ,,
- G- ,, 10 : 18 ,, ,, Pappdose
- E- ,, 9 : 50 ,, ,, Blechdose.

(Acne, tiefe Trichophytie, Lupus, chron. Ekzem).

Nr. 76. Acid. salicyl. 10,0 + Kreosot 20,0 ⎫ Nicht
Nr. 78. ,, ,, 20,0 + ,, 40,0 ⎬ lange
Nr. 81. ,, ,, 50,0 + ,, 50,0 ⎭ haltbar!

Nr. 18. Acid. arsenicos. 10,0; Hydrarg. 10,0. (Warzenpflaster.)

Nr. 5. Chrysarobin 10,0. (Psoriasis.)

Nr. 15. Hydrargyr. 20,0. (Packungen wie oben.)

Nr. 16. Hydr. 20,0; Acid. carbol. 7,5. (Packungen wie oben; außerdem: r. Pack. = drei runde Stücke u. 1 Zinkabheilpflaster [in Papierbeutel]; „karbolisiertes Zugpflaster".)

(Furunculose.)

Nr. 66. Ichthyol 10,0 (wenig haltbar). (Erysipel, Epididymitis.)

Nr. 219. Pyrogallol 5,0 ⎫ (Psoriasis.)
Nr. 7. ,, 10,0 ⎭

Nr. 244. Pepsin 10,0; Acid. boric. 20,0. (Keloide usw.)

Nr. 210. Liantral 10,0 ⎫
Nr. 34. Ol. cadini 10,0 ⎬ Teerpflaster.
Nr. 58. „ „ 5,0 ⎭
Nr. 231—233. Thiosinamin 10,0; 20,0; 30,0. (Sklerodermie.)
Nr. 24. Zinc. oxyd. 10,0. (Packungen wie oben.) Reizloses Schutzverbandpflaster.

Gynocardiae Oleum siehe **Chaulmogra.**

Gynoval (Bayer, Elberfeld). Baldrianpräparat. Perlen à 0,25. Nr. 24. 3—4× tgl. 1 Perle nach d. Essen.
(Dysmenorrhöe.)

Haemogallol und **Haemol** (Merck, Darmstadt). Tabl. in Orig.-Dosen à 100 Stück.
As-Haemolpillen à 0,001 Acid. arsenicos. Orig. 15 Stück.

Rp. Haemol hydrarg. jodat. 1,0
Pulv. et Succ. Liqu. qu. s. ad pil. 100.
S. 3—12 Pillen pro die (Lues.)

Hageda-Plast (Hageda, Berlin). Zinkkautschukpflaster.
Krankenhauspack.: 1 m × 18 cm; 5 m × 18 cm.
Faltschachteln: 1 m × 1—2—3—4—5 cm.
Metallspulen: 5 m × 1—2—3—4—5—6—8—10 cm.

Harzstifte nach Unna (Beiersdorf & Co., Hamburg) in Metalltuben.
Zur raschen Enthaarung umschriebener Hautbezirke. (Hypertrichosis.)

Hautimpfstoff Ponndorf (Sächs. Serumwerke, Dresden).
A- u. B-Packung à 6, 20 u. 50 Kapillaren.
(Lupus, Skrophuloderm.)

Hecalcin (Helfenberg, Sachsen). 15% Calciumpräp. zur intraven. Injekt. Orig.-Amp. (Urticaria usw.)

Hefe siehe Bierhefe, Cerolin, Faex usw.

Hegonon (Schering, Berlin). Silbernitratammoniakalbumose 7% Ag.
Injekt. ¼—1%.
Spülungen 1 : 1000—1 : 6000.
Abortivkuren 3%.
Orig.-Pulver in Gläsern zu 25, 50 u. 100 g.
Tabl. zur Herstell. d. Lösungen à 0,25 Nr. 20.
(Gonorrhöe.)

Hegononpackung für weibl. Go.-Behandlung. Enthaltend:
20 Vaginaltabl.
20 Urethralstäbchen } auch einzeln erhältlich.
10 Cervicalstäbchen

Helfoplast „weiß" (Helfenberg i. Sa.). Zinkkautschukpflaster. Rollen 18 cm breit, $\frac{1}{2}$—1—5 m lang in Papphülsen. Spulen: 5 m × 1—8 cm breit.

Heliobromin (Teichgraeber, Berlin). Dibromtanninharnstoff; in 10% spirit. Lösung od. Salben, od. Orig.-Fl. à 50 g der 10% Lösung, juckstillend, u. 5% Salbe in Tuben.
(Pruritus.)

Heliovertin (Merz & Co., Frankfurt.) Äskulinsalbe in Orig.-Tuben. Lichtschutzsalbe. (Epheliden.)

Helmitol (Bayer & Co., Elberfeld). Hexamethylentetraminpräparat; spaltet in saurem und alkal. Harn Formaldehyd ab.
Tabl. à 0,5 Nr. XX.
S. 3 × tgl. 1—2 Tabl. in Zuckerwasser gelöst.
Für Spülungen 1% Lösung. (Cystitis.)

Heroin. hydrochloric. (Bayer, Elberfeld); salzs. Morphindiessigsäureester.
Als Anaphrodisiacum 0,005—0,01 (!) abends.
(Pollutionen, Tenesmus.)

Hermostyli (Kronenapotheke, Breslau V).
Schmelzstäbchen zur intramusk. Injekt.
1. c. Hg. sal. 5 St. à 0,05; 10 St. à 0,075; 5 St. à 0,1.
2. c. Calomel 10 St. à 0,025; 10 St. à 0,05.
3. c. Hg. metall. 10 St. à 0,025; 10 St. à 0,05. (Lues.)

Hetralin (Heyden, Radebeul). Dioxybenzol-Hexamethylentetramin.
Tabl. à 0,5 Nr. XX. (Cystitis.)

Hexacystol (Tosse, Hamburg). Hexamethylentetramin + Fol. Bucco.
Orig.-Tabl. à 0,5 Nr. XX. S. 3—4 × tgl. 1 Tabl. (Kinder die Hälfte). (Cystitis.)

Hexal (Riedel, Berlin). Sulfosalicylsaures Hexamethylentetramin. Wasserlösl. Pulver. 3—6 × tgl. 1 g oder 2 Tabl. in W. gelöst nach dem Essen.
Rollen mit 10—20 u. Gläser mit 50 Tabl. à 0,5.
(Siehe auch Neohexal.) (Cystitis.)

Hexamethylentetramin. M.D. 1,0 pro dosi; 3,0 pro die. In W. leicht lösl. Pulver.
Siehe auch (Urotropin.) (Cystitis.)
Hippol (Schering, Berlin). Methylenhippursäure; in W. unlösl., wirkt in saurem und alkal. Urin.
Orig.-Tabl. à 1,0 Nr. XX. 2—3× tgl. 2 Tabl. (Cystitis.)
Histopin (Nitritfabrik, Köpenick). Extr. aus Staphylokokken zur Erzeugung lokaler Immunität (nach Wassermann).
   a) H.-Gelatine, zur Verhütung von Furunkeln in der Umgebung alter.
      S. Morgens u. abends 1 ccm aufträufeln und sanft verreiben (Orig.-Flasche).
   b) H.-Salbe bei oberflächl. Staphylodermien. In Orig.-Tuben.

Histoplast (Laboschin, Hageda, Berlin). Staphylokokken-vaccine-Pflaster nach v. Wassermann. (Furunculose.)
Hormin (Natterer, München). a) masculin. b) feminin.
Orig.-Pack. 30 Tabl., 10 Suppos., 10 Ampullen.
S. 3× tgl. 1—2 Tabl. oder 1—2 Suppos. oder jeden 2. Tag 1 Injektion.
Hornol (Mielck, Schwanenapotheke, Hamburg).
Albumosehaarwasser; gr. u. kl. Fl.
Humagsolan (Fattinger & Co., Berlin). Hornhydrolysat nach Zuntz.
Zur Beförderung des Haarwachstums.
S. 3× tgl. 2 Tabl. nach den Mahlzeiten.
1 Orig.-Pack. (ausreichend für ca. 1 Monat). (Alopecie.)

Hydrargyrum.
   a) Emplastrum Hydrargyri (Hydr. 2,0, Lanolin 1,0, Empl. Litharg. 6,0; Cera alb. 1,0). Siehe auch Guttaplaste.
   b) Ungt. cinereum (Hg. 100; Adeps Lanae 15; Ol. oliv. 3; Adeps suill. 112; Sebum 70) $33\frac{1}{3}\%$ Hg.
      Durchschnittsdosen: Männer 5 g; Frauen 4 g; Kinder 1—2 g; Säugl. 0,5 g. (30 Einreibungen = 1 Kur bzw. 0,1 pro die u. kg.)
      Ersatzpräp.: Hg-Resorbin $33\frac{1}{3}\%$ 15 u. 30 g, 50% 25 u. 50 g grau u. rot in graduierten Schieberöhrchen (jeder Teilstrich = 1 g).

Hg-Mitin 33⅓% hellgrau; in grad.
Glaszylindern (à 50 g).
Hg-Vasenol 33⅓%.
Hg-Vasogen 33⅓% u. 50%.
(Siehe auch Adjuvan, Calomelol, Merculint, Merculator, Mercuriol, Sapolent. hydrargi, Ungt. Heyden).

c) Ol. cinereum 40% (s. auch Vasenol).

Mercinol (Dr. Jablonski, Breslau IX). 1 Orig.-Fl. für 40—50 Injekt. ausreichend. Nur mit der Zielerschen Rekordspritze zu injizieren (15 Teilstriche; jeder Teilstrich = 0,01 Hg).

Alle 5 Tage 7 Teilstriche (0,07 Hg) bis zu 10 Injektionen (0,7 Hg).

Hydrarg. benzoic. oxyd.: in W. schwer lösl.

Innerlich 0,005—0,01 in Pillen.

Intramuskulär: 10% in Paraffin; wöchentl. 1 Injekt. oder:

  Rp. Hg. benzoic. oxyd. 0,25
   Natr. chlorat. 0,25
   Aqu. 30,0.
   S: tgl. 1 Spritze.

Hydrarg. bichlorat., Sublimat. M.D. 0,02 pro dosi, 0,06 pro die. Wasserlösl. 1 : 16; alkohollösl. 1 : 3. Antisept. Ätzmittel Antilueticum.

Zu Waschungen: 1 : 1000.
Zu Spülungen: 1 : 10 000. (Gon., bes. Provokation.)
Zu Pinselungen: 1—2%. (Plaques, Epheliden.)

  Rp. Hg. bichlorat. 0,5
   Glycerin. 5,0
   Spirit. ad 100,0.   (Pediculi pubis.)

Zu Salben: 0,5—1%. (Epheliden, Pigmentationen.)
Zu Haarwässern: 0,1—0,2%.
Innerlich: In Pillen 0,003—0,02; tgl. 2 Pillen.

  Rp. Hg. bichlorat. 0,25
   Bol. alb. 5,0
   Aqu. qu. s. ad pil. 50.
   (Jede Pille 0,005 Hg. bichl.)

Intramuskulär:

  Rp. Hg. bichlorat. 0,2
   Natr. chlorat. 2,0
   Aqu. dest. ad. 20,0.
   S. tgl. ½—1 ccm oder jeden 2. Tag 2 ccm.

Zu Bädern (s. d.). 2—5 g auf 1 Bad. (Holzwanne!)
Pastill. Hg. bichlorat. à 0,5 u. 1,0.

Hydr. bijodat (rubr.) in Jodkalilösung lösl. Max.-Dosis 0,02 pro dosi, 0,06 pro die. Innerlich in Pillen (s. auch Gelokal) oder in Jodkali.

> Rp. Hg. bijodat. rubr. 0,1
> Kal. jodat. 10,0
> Aqu. dest. ad 200,0.
> S. 3×tgl. 1 Kaffeelöffel während des Essens.

Hydrarg. chloratum, Calomel. 85% Hg, wasserunlösl., lichtempfindlich.

Innerlich: 0,02—0,2 g.

Äußerlich: (vapore parat.) als Streupuder u. Salbe (10—50%).

Intramuskulär: 10% oder 40%.

> Rp. Hg. chlorat. vap. parat. 1,0
> Paraff. liqu. 10,0
> S. Jeden 5. Tag ½ Pravazspritze (pro Kur 12—15 Spritzen.)

Säugl. u. Kinder: 0,001 pro kg.

Siehe auch Vasenol (Injekt. Köpp.).

Calomel-Diasporal (Dr. Klopfer, Dresden) in Amp. à 15 mg; kolloid. Calomel. 2× wöch. intravenös.

Calomelol (Heyden, Radebeul); kolloid. Calomel.

Äußerlich als 50% Streupuder oder als

Ungt. Heyden (2% Hg + 45% Calomelol); 6 g pro die zu Schmierkuren. (Röhren zu 30 u. 60 g.)

Innerlich in Tabl. Orig.-Röhrchen à 0,01 Nr. XX u. à 0,01 Cal. + 0 006 Opium Nr. XX.

Hydrarg. chol. oxyd. siehe **Mergal.**

Hydrarg. colloidale siehe **Hyrgol.**

Hydr. cyanat. Max.-Dosis 0,01 pro dosi 0,03 pro die; wasserlöslich.

> Rp. Hg. cyanat.
> Novocain. nitr. āā 0,1
> Aqu. dest. ad 10,0.
> S. 1 ccm zur Injektion.

Hg. formamidat. liqu. do.

Hg-Gleitpuder (Kripke, Berlin). 10% Hg-haltig.

Orig.-Pack. 20 g.

Hg-Glidine (Klopfer, Dresden); an Pflanzeneiweiß gebundenes Hg.

Orig.-Tabl. 25 Stück à 0,005 Hg; 3—6 St. pro die nach dem Essen.

Hg. jodat. flav. (Protojoduret-Hg); grünl., wasserunlösl. Pulver. Max.-Dosis 0,05 pro dosi, 0,2 pro die.
Innerlich in Pillen 0,01—0,05; bei Kindern 0,005. 2× tgl. Auch bei juvenilen Warzen empfohlen: 2—3× tgl. 0,01—0,02 in Pillen.

Hg. kakodylicum. 1% in wäßr. Lösung zu intramusk. Injekt.

Hg. oleinicum: gelbe, in fetten Ölen und Benzin lösl. Masse.

Rp. Hg. olein. 5% 28,0
Vasel. flav. 14,0
Zinc. oxyd.
Amyl. āā 7,0
Acid. salicyl. 1,5
Ichthyol 1,0.
S. Brookesche Paste.
(Follikulitis, Sykosis coccogenes.)

Hg. oxycyanat.: wasserlösl., Eiweiß nicht fällend.
Zu Waschungen: 1 : 1000—1 : 5000.
Zu Spülungen: 1 : 10 000—1 : 5000 (Gonorrhöe).
[Cave: Jod gleichzeitig innerlich.]
Zur intramuskulären Injekt.: 1%.

Rp. Hg. oxycyanat.
Novocain. nitr. āā 0,1
Aqu dest. ad 10,0.
S. 1 ccm zu Injektionen.

oder Injektion Dr. Hirsch (Heyden, Radebeul). (1% Hg. oxycyanat. + 0,4% Akoin.) Ampullen zu 30 ccm u. 3 Amp. à 5 ccm; tgl. 1 ccm; Injektion Bavaria (Bavaria, Würzburg) 10 Ampullen à 1,5 ccm.

Hg. oxydat. rubr.: als Ungt. ophthalmicum oder ophthalm. compos. (Lidekzeme.)

Hg. oxyd. via humida parat.: 1—2% als gelbe Augensalbe.

Hg. praecip. alb. (Hg. amidat.-bichlorat.); weißes, in W. fast unlösl. Pulver.
Äußerlich: 1—10% als Salbe bei Impetigo, Acne, Psoriasis des Kopfes, „Ungt. hydrarg. praec. alb." 10% = offizinell. 20% bei Hyperpigmentationen.

Rp. Hydrarg. praec. alb.
Bismuth. subnitr. āā 5,0
Ungt. glycerin 20,0
(Hebras Sommersprossensalbe.)

Hg. salicylic. (54% Hg); in W. unlösl.; zur intramusk. Injekt.

Rp. Hg. salicyl. 1,0
Paraff liqu. ad 10,0.
S. Jeden 3.—4. Tag 1 ccm (10—15 Injekt.).

Siehe auch Vasenol (Injekt. Köpp).

Hg. sozojodolic. (Merjodin) siehe Sozojodol.
Hg. sulfurat. rub.: Zinnober; unlösl., äußerlich zu Salben u. Schüttelpinselungen.
>Rp. Hg. sulf. rubr. 0,2
>Sulf. praecip. 2—4,0
>Ungt. leniens
>Ungt. simpl. āā ad 20,0 (Schäffer).
>(Pyodermien, Acne.)

>Rp. Hg. sulf. rubr. 1,0
>Sulf. praecip. 10—20,0
>Zinc. oxyd.
>Talc. venet. āā 15,0
>Glycerin.
>Spirit. 50% āā ad 100,0 (Schäffer).
>(Pyodermien, Dermatomykosen.)

Hg. oxydulat. tannic.: grünes, in W. unlösl. Pulver.
Erwachsene: 0,1, Kinder: 0,005—0,02; in Pulvern u. Pillen.
3 × tgl. 1 Pulver oder Pille (evtl. mit Tannin oder Opium).
Hg. thymolo-acetic. (57% Hg); wie Hg. salicyl. Siehe auch Vasenol.
(Siehe ferner: Adjuvan, Asurol, Calomelol, Cyarsal, Diasporal, Diphasol, Embarin, Embrocin, Mercoid, Merculator, Mercolint, Mergal, Mergandol, Merjodin (unter Sozojodol), Novasurol, Salyrgan, Sapolent. hg., Hg-Vasenol, Vasogen, Vasopolentum, Velopural.)

Hydrastinin. hydrochloric. (Bayer, Elberfeld).
1. Liquidrast (Liqu. hydrastinini Bayer). 3—4× tgl. 20—40 Tropfen in Zuckerwasser.
2. Tabl. à 0,025 Nr. 15; 3—4× tgl. 1 Tabl. (nicht kauen, sondern schlucken).
3. Ampullae. 2% Lösung à 1,2 ccm Nr. 6.
(Menorrhagien.)

Hydrast. Extr. fluid. aus Hydrast. canadensis.
>Rp. Extr. hydr. fluid.
>Tinct. aromat. āā 20,0.
>DS. 3×tgl. 30—40 Tropfen. (Menorrhagien.)

Hydrogenium peroxyd. solut. 3% H_2O_2 enthalt. Starkes Antisepticum und Bleichmittel.
Zu Mundspülungen: 1 Teelöffel auf 1 Glas Wasser (s. auch Mentoxol).
Zu Waschungen u. Spülungen: 1—2 Teelöffel auf 100 g bis unverdünnt.
Als Salbe 10% oder pur: zu Bleichungen. (Haarfärbungen, Epheliden.)
(Siehe auch Perhydrol.)

Hydroxylamin. hydrochloric.: in W., Alkohol u. Glycerin lösl.
Krystalle. Starkes Reduktionsmittel. (Vorsicht! **sehr giftig!**)
  In 1—2% Lanolinsalben. (Psoriasis, Lupus, Trichophytie.) Nur bei kleinen Herden!
Hypoloban (Freund & Redlich, Berlin). Extr. aus Vorderlappen der Hypophyse.
  Orig. 50 Tabl., mehrmals tgl. 1—2 St. (Dystroph. adiposo-genital., Polyurie.)

Ichthalbin (Knoll, Ludwigshafen); graubraunes, in W. unlösl. Pulver. Innerlich.
  Als Pulver: Ichthalbin
    Pulv. Cacao sacch. āā, 3× tgl. 1 Messerspitze.
  Als Tabl. à 0,3 (Orig.-Röhrchen 30 Tabl.). 3× 1—3 Stück in W. nach dem Essen. (Ekzem, Furunculose, Acne rosacea.)
Ichthargan (Cordes, Hermanni, Hamburg). Arg. sulf. ichthyolic.; braunes, in W., Alk. u. Glycerin lösl. Pulver mit 30% Ag; Antisepticum und Adstringens.
  Injekt. in die Urethra: 0,02—0,2%.
  Instill.: 1—2%.
  Blasenspülungen: 0,05% (1 : 2000).
  Prophylaxe: einige Tropfen 10%. (Gonorrhöe.)
  Siehe auch Gonostyli.
  Als Salbe: 1% mit Eucerin. anhydr. (Lippenekzem.)
Ichthynat (Heyden, Radebeul). Ichthyolersatzpräparat aus Tiroler Fischkohle.
  Orig.-Fl. zu 25, 100, 250, 500 u. 1000 g.
  10—50% als Ichthynat-Glycerin.
  5—30% als Ichthynat-Salbe.
  5—10% als Ichthynat-Kollodium. (Wie Ichthyol.)
Ichthyol (Cordes, Hermanni, Hamburg). Ammon. sulfoichthyolic. Dunkelbraune, in W., Alk., Äth., Glycerin, fetten Ölen lösl., aus bituminösem Schiefer gewonnene, schwefelhalt. Masse.
  Äußerlich: In schwachen Konzentrat. 1—5%: entzündungswidrig, anämisierend, keratoplastisch.
  In starken Konzentrat. 10—100%: entzündungserregend, hyperämisierend, keratolytisch.

Äußerlich:

In wäßriger, alkoholischer oder Glycerinlösung.
Als Schüttelpinselung, z. B.

Rp. Ichthyol 10,0
Liqu. carb. deterg. 20,0
Zinc. oxyd.
Talc. āā 25,0
Glycerin.
Spirit. rectific. āā ad 100,0. (Neißer.)

Als Kollodium. (Pernionen.)
Als Gelanth. (s. „Unna-Rezepte").
Als Salbe.
Als Paste.
Als Guttaplast (s. d.).
Als Seifen (s. d.).

Innerlich:

In Lösung: Ichthyol 10,0
Aqu. dest. 20,0.
3 × tgl. 15 Tropfen nach dem Essen.

Rp. Ichthyol
Antipyrin āā 7,0
Sirp. simpl. 50,0
Ol. menth. pip. gtt. IV
Aqu. dest. ad 200,0.
S. 2–4 Eßl. pro die nach Blaschko (Urticaria).

In Pillen à 0,1 (Orig.-Pack. Nr. 100) } (Acne,
In Tabl. mit Kalk (Orig.-Pack. Nr. 50) } Urticaria.)

Als Suppos.:

Rp. Ichthyol 0,5
Opii
Extr. Belladonn. āā 0,03
Butyr. Cacao 2,0.
M. f. supp. D. tal. dos. VI.
(Prostatitis, Hämorrhoiden.)

Ichthoform (Cordes, Hermanni, Hamburg). Ichthyolsulfosäure + Formaldehyd. Schwarzbraunes, unlösl. Pulver.
Als Streupuder: Jodoformersatz.

Ichthysmut (Noval-Ges. Nürnberg). Bismut. subsulf.-ichthyol. pur od. als 10% Salbe. (Ulcera.)

Injectio Dr. Hirsch siehe Hydrargyrum (oxycyanat).

Injectio Dr. Isaak (B. Hadra, Berlin C 2); gebrauchsfertiges Salvarsanpräp. f. intramuskuläre Injekt.
I. Fettölsuspension.
II. Schwachsaure Lösung.

Irrigal-Tabl. (Jaffé, Berlin); parfüm. Holzessigtabl. 1—2 Stück auf 1 Liter Wasser zu Spülungen.
> Orig.-Glas zu 40 Tabl. (Fluor alb.)

Isapogen (Schürholz, Köln); wasserlösl. Jodpräp. 6% Jod, 6% Campher. (Dermatomykosen, Pernionen.)
> Orig.-Fl. 30 g.

Isoform (Chem. Fabr. a. Vorgebirge, Bonn). p-Jodanisol. Farbloses, nach Anis riechendes, schwerlösl. Pulver. Jodoformersatz.
> Orig.-Präparat: „Pulvis Isoformi" (Isoform + Calc. phosph. āā).
> Als Salben, Pasten, Urethralstäbchen.
> Als 1, 3 u. 10% Gaze.
> Als Zahnpaste („Saluferinzahnpaste") in Orig.-Tuben.

Isticin (Bayer, Elberfeld). Dioxyanthrachinon.
> Tabl. à 0,5 Nr. 10, 30 u. 60. Ferner: Bonbons à 10 St. S. $\frac{1}{2}$—1—2 Tabl. abends nach dem Essen.
> (Abführmittel.)

Itrol (Heyden, Radebeul). Argent. citric.; sehr lichtempfindl., schwerlösl. Pulver.
> Als Streupuder. (Ulcera dura, mollia usw.)
> Als Injekt.: 0,01—0,02 : 100.
> Orig. 1 Schachtel mit 5 Rollen zu 10 Tabl. à 0,1.
> (Zur Herstellung von Lösungen.) (Gonorrhöe.)

Jodalbacid (Gans, Frankfurt a. M.). Jodeiweißpräp. mit 10% Jod; gelbes, geschmackl., wasserlösl. Pulver.
> Innerlich: 3—6 × 1,0 bei Erwachsenen,
> 3—6 × 0,5 bei Kindern.
> (Tabl. à 0,5 Nr. 20.) (Lues.)

Jodäthyl-Thiosinamin (Heyden, Radebeul).
> 1 Schachtel mit 3 u. 12 Amp. der 20%igen Lösung. Jeden 2. Tag 1 Injekt. intramuskulär (wie Fibrolysin bzw. Thiosinamin). (Narben, Keloide, Sklerodermie.)

Jodcollargol (Heyden, Radebeul). 31% Arg., 37% Jod u. 31% Schutzkolloid.
> Für intravenöse Injektion. 5—10 ccm einer 2%igen Lösung jeden 2.—3. Tag.
> Orig.-Pack.: Schachtel mit 5 Ampullen à 0,02 g. (Inhalt der Ampulle in 10 ccm lauwarmem Wasser lösen.)
> (Skorbut, Lues.)

Jodeigone (Helfenberg i. Sa.). Jodeiweißpräp.
  Jodeigon (20% Jod); gelb., geruchlos., wasserunlösl.
  Pulver (Jodoformersatz). (Ulcera, Balanitis.)
  Jodeigon-Natrium (15% Jod); innerlich in Pillen
  à 0,4—0,6. (Lues.)

Jodelarson (Bayer, Elberfeld). 0,5 mg As u. 50 mg J.
  Glas à 60 Tabl. (Scrophuloderma.)

Jodella (Jodeisenlebertran). Fl. zu 250 g.
  (Scrophuloderma, Tuberkulide.)

Jodferratin (Böhringer, Mannheim). 6% Jod u. 6% Ferr.
  3—4 × tgl. 0,5.
  Orig.-Tabl. à 0,25 Nr. 50. (Lues.)

Jodferratose (Böhringer, Mannheim). 0,3% Jod u. 0,3% Fe.
  3—4 × tgl. 1 Eßl. (Kinder: Kinderlöffel).
  Orig.-Fl. 250 g. (Lues.)

Jodfortan (Jaffé, Berlin). Jodcalcium-Harnstoff.
  Orig.-Tabl. à 0,25 Nr. 25 u. 100; 3 × tgl. 1—3 Tabl.
  (jede Tabl. = 0,1 Jod). (Lues.)

Jodglidine (Klopfer, Dresden-Leubnitz). Jod-Pflanzeneiweiß.
  Orig.-Tabl. à 0,5 Nr. XX. 2—6 Tabl. pro die. Jede
  Tabl. 0,05 Jod. (Lues.)

Jodipin (Merck, Darmstadt). Jodsesamöl.
  Im Handel:
  a) 10% u. 25% in Fl. à 100 g.

1 g 10% Jodipin	= 0,13	Jodkali.
7,7 g 10% „	= 1,0	„
1 g 25% Jodipin	= 0,326	Jodkali.
3,06 g 25% „	= 1,0	„
1 Eßlöffel 10% Jodipin	= 1,8	Jodkali.
1 Teelöffel „	= 0,5	„

  b) Jodipintabl. Orig. 20 u. 50 Stück. 3 × 3—4 Tabl.
  (Kinder 3 × 1—2 pro die.)

Innerlich:
Rp. Jodipin 10% 120,0
Sirup. simpl. 120,0
Spir. menth. pip. 15,0
Muc. gummi arab. ad 480,0.
DS. ½—1 Kaffeelöffel; später 1—2—3 Eßl. 3×tgl.

Subcutan oder intramuskulär:
Jodipin 25% 100,0.

S. Erwärmen: 10—20 ccm alle 1—2 Tage in die Glutäalgegend. Nicht zu enge Kanüle! Vor der Injektion Spritze abnehmen! Blutaustritt? Embolie! (Lues, Tuberkulose.)

Jodival (Knoll, Ludwigshafen). a-Monojodisovalerianylharnstoff. 47% Jod.
1 Orig.-Röhrchen à 0,3 Nr. 10 u. 20. S. 3× tgl. 1 Tabl. (Lues.)

Jodkali siehe **Kal. jodat.**

Jodocitin (Haase & Co., Berlin). Jodlecithineiweißpräp.
Orig.-Röhrchen à 20 Tabl. 3× tgl. 1—2 Tabl. nach dem Essen. (Lues.)

Jodofan (Goedecke & Co., Berlin). Joddioxyd-Formaldehyd. Rötl. gelb. geruchl. Jodoformersatz. (Ulc. molle u. cruris.)

Jodoform, CHJ_3. 96,7% Jod; in W. fast unlösl., in Alk., Äther u. fetten Ölen lösl. Starkes Antisepticum.
   Eka-Jodoform (Schering, Berlin). Jodoform + Paraformaldehyd.
   Als Streupuder: pur.
   Als Salbe: 10%.
   In Alk., Äth. oder Kollod.: 1 : 100.
   In Glycerinsuspension: 1 : 10.
      (Ulc. moll., Wundbehandlung, tuberk. Fisteln.)
   Geruchskorrigentien für Jodoform:
      Cumarin: 0,05 : 1 Jodoform.
      Tonkabohne: 0,5 : 10   „
      Bals. Peruv.:   gtt. 2 : 10   „

Jodoformal
Jodoformin } (Marquardt, Beuel b. Bonn). 75% Jodoform.

Jodoformogen (Knoll, Ludwigshafen). Jodoformeiweißverb., fast geruchlos.

Jodol (Kalle, Biebrich). Tetrajodpyrrol. Gelb, geruchlos, schwer in W., leicht in Alk., Äth., Chloroform u. fetten Ölen lösl. (89% Jod).
   Äußerlich: Jodol ad vitr. flavum: Jodoformersatz.
   Innerlich: Jodol 10,0. Divid. in partes aequ. XX.
      D. in Capsul. amylac. S. 1—4 Kapseln pro die. (Lues.)

Jodomenin (Wülfing, Berlin). Jodwismuteiweiß.
Orig.-Tabl. à 0,5 Nr. 25. S. 3× tgl. 1—2 Stück. (Lues.)

Jodonascin (Braun, Melsungen); jodabspalt. Antisept.
  Ampullen à 10 ccm zur intraven. Inj.
  Röhrchen à 2 g Pulver (Schachteln mit 5 u. 10 Röhrchen).
  2 g auf ½ Liter Wasser zu Spülungen.
Jodophenin (Riedel, Berlin); braunes, in W. fast unlösl. Pulver (50% Jod).
  Äußerlich als Streupuder; innerlich 0,5 mehrmals tgl.
Jodopyrin (Stephan, Dresden). Jodantipyrin.
  Äußerlich als Streupuder, Salbe 10 u. 20% in Tuben à 25 u. 50 g.
  Innerlich 0,5—1,0 mehrmals tgl. u. Tabl. à 0,3 Nr. 20. (Lues, Sklerodermie, Psoriasis.)
Jodostarin (Cewega), jodierte Taririnsäure. 47,5% Jod.
  Tabl. à 0,25 Nr. XX mehrmals tgl. 1—2.
Jodothyrin (Bayer, Elberfeld). Schilddrüsenpräparat.
  1 g Subst. = 0,3 mg Jod = 1 g frische Drüse. Tabl. à 0,2 Nr. XX. Erwachsene: 2—6 tgl., Kinder: ½—1—2 tgl. (langsam steigend). Vorteilhaft gleichzeitig Elarson-Tabl. (s. d.). (Myxödem, Psoriasis, Sklerodermie.)
Jodtropon (Troponwerke, Mülheim a. Rh.). Jodeiweißpräp.
  Jede Tabl. soll 0,05 g Jod enthalten.
  Orig. 20 Tabl. à 1,0. S. 2—6 Tabl. pro die.
Jodum. Tinct. Jodi (10% Jod).
  Pur: Trichophytie, L. erythemat., Bubonen, Erysipel[1]).
  Tinct. Jodi, Tinct. gallar. āā. (Pernionen.)
  Tinct. Jodi 2,0, Tinct. gallar. 18,0. (Stomatitis.)
  Tinct. Jodi, Ichthyol āā 5,0, Arg. protein. 0,5, Glycerin ad 50,0 (zur Cervixbehandl. n. Brinitzer).
  Morgens Jodtinktur, abends Ungt. hydr. praec. alb.; bei auftret. Reaktion indiff. Salbe od. Kompresse; alle 8 Tage Wiederholung. (Lup. erythem., Behandl. nach Hauck.)

---

[1]) Jodbehandlung des Erysipel (Reye):
  Möglichst frühzeitig alle 10—12 Stunden (durchschnittlich 3 Einpinselungen; in schweren Fällen mehr).
  Große Strecken einpinseln (bei Gesichtserysipel: ganzes Gesicht, behaarten Kopf [auch bei Frauen!], Hals, Nacken einpinseln; bei Handerysipel: bis zu den Ellenbogen einpinseln.)

Jodvasogen (Pearson, Hamburg); leicht resorbierb. Kohlenwasserstoff.
  6, 10 u. 20% in Orig.-Fl. zu Einreibungen. (Pernionen, Dermatomykosen, Bubonen, Scrophuloderma, Epididymitis.)

Joha nach Schindler (Dr. Kade, Oranienapotheke, Berlin). Salvarsan in Jodipin u. Adeps lanae.
  Für intramuskuläre Injektion.
  Ampullen: à 1 ccm = 0,4 g Salvarsan.
  à 1,5 „ = 0,6 g „
  (Ampullen vor Gebrauch zur Verflüssigung kurz in heißes Wasser halten; dicke Kanülen!)

Joletran (Goedecke & Co., Berlin). Jodeisenlebertran mit Sanocalcin.
  Orig. 30 Tabl. (Scrophuloderma, Lues congenita.)

Jothion (Bayer, Elberfeld). Dijodhydrooxypropan. 80% Jod. In W. 1 : 80, Glycerin 1 : 20, Öl 1 : 2, in Alk., Äth., Chloroform, Benzol in jedem Verhältnis lösl. Zur perkutanen Jodeinverleibung, da leicht resorbierbar.

  Zu Pinselungen:

  Rp. Jothion 1—2—4,0
  Ol. olivar. ad 20,0

  Rp. Jothion 1—5,0
  Spirit. vin.
  Glycerin āā 5,0.

  (Pruritus vulvae, Dermatomykosen, Bubonen, weibl. Gonorrhöe.)

  Zu Einreibungen.

  Rp. Jothion 2,0
  Cera alb.
  Lanolin anhydr. āā 0,5.
  D. tal. dos. Nr. X in Chart. cerat.
  S. 66% Jothionsalbe.

  Rp. Jothionlaneps 20%.
  1 Orig.-Pack. (Schiebetube.)
  Jothionöl 10% 5 g in Origfl.

  Zu Schmierkuren. Am Skrotum nicht stärker als 2%!
  (Epididymitis.)

  Als Suppos.:
  Rp. Jothion 0,2
  Ol. Cacao 2,0
  Mf. supp. d. tal. dos. VI. (Prostatitis.)

Jothymin (Freund & Redlich, Berlin). (1 g Thymus + 2,8 mg Jod.)
  Orig. 50 u. 10 Tabl. 1—2 St. tgl. (Psoriasis.)

Juvenin (Bayer, Elberfeld). 0,01 methylarsins. Yohimbin + 0,005 methylarsins. Strychnin.
  Tabl. à 50 St. Ampullen à 10 St. (Impotenz.)

Kaliklora (Queißer, Hamburg). Kal. chlor. Zahnpaste (Stomatitis.)
Kal. arsenicos. Liqu. siehe **Arsenik.**
Kalium bromatum: weiße, wasserlösl. Krystalle.
>Rp. Kal. bromat. 10,0
> Antipyrin 5,0
> Aqu. dest ad 150,0.
> DS. abends 2 Eßlöffel.
> (Pollutionen, Reizzustände.)

intravenös: 10% 5—10 ccm (Ekzem, Pruritus etc.)
Kalium carbonicum: Pottasche; weißes, wasserlösl. alkal. Pulver; keratolytisch.
5—10% als Zusatz zu Salben (Schwefelsalben bei Scabies).
Zu Bädern: 100 g bis 200 g auf 1 Vollbad; 10 g auf 1 Teilbad.
Kalium causticum. Ätzkali. Mit Calc. caust. āā ,,Wiener Ätzpaste".
Kali caustici Liquor (15% KOH). Stark keratolytisch und ätzend.
Zu Pinselung 1 : 2 Wasser. (Tylotische Ekzeme.)
Kalium chloricum: farblose, wasserlösl. Krystalle. Starkes Oxydationsmittel. Giftig!
Sol. Kal. chloric. 5—10,0 : 200,0, zum Mundspülen.
(Stomatitis.)
(Cave: gleichzeitig. Jodkaligebrauch!)
Siehe auch Pebeco-Zahnpaste, Chlorodont, Kaliklora.
Kalium jodatum: weiße, wasserlösl. Krystalle.
Innerlich 0,1—0,5 mehrmals tgl.

>Rp. Kal jodat.
> Natr. jodat.
> Natr. bicarbon. āā 10,0
> Aqu. dest. ad 300,0.
> DS. 3×tgl. 1 Eßl. in Milch
> (nach dem Essen)

>Rp. Kal. jodat.
> Natr. bromat. āā 10,0
> Antipyrin 5,0 (od. Pyramidon 2,0)
> Aqu. dest ad 150,0.
> S. 3×tgl. 1 Eßl.

(Lues III, luetische Kopfschmerzen, Periostitis.)
Oder Caps. gelodurat. c. 0,5 I.-K. Nr. 20 (Pohl, Danzig).
S. 2—4× tgl. 1 Kapsel nach d. Essen. (Siehe Gelodurat.)
Oder M.B.K.-Kompretten (s. d.).
Kal. jodat. Unguentum (Kal. jodat. 20,0, Natriumthiosulfat 0,25, Aqu. 15,0, Adip. suill. 165,0); resorptionsbefördernd.
Kalium permanganicum: violette, wasserlösl. Krystalle. Stark oxydierend, desodorierend u. antiseptisch.
Zu Injekt. (Urethra): 0,05—0,1% (1 : 2000—1 : 1000).
(Gonorrhöe.)

Zu Blasenspülungen: 1 : 10 000—1 : 1000. (Gonorrhöe.)
Zu Pinselungen: 1—5%. (Pyodermien, Furunculose.)
Zu Bädern: 5 g f. Erwachsene; 3 g f. Kinder. (Keine Holzwanne!) (Pyodermien, Furunculose.)
NB. Flecken werden mit Zitronensaft oder Oxalsäurelösung entfernt.

Kalium sozojodolicum siehe **Sozojodol.**

Kalium sulfuratum crud. Schwefelleber. 50—150 g zu Schwefelbädern. (Siehe Bäder.)

Kalodont (Sarg, Wien). Gemisch von Calc. carbon., Magn. usta, Glycerin, Seife u. äth. Ölen. (Zahnpaste.)

Kalomel und **Kalomelol** siehe **Hydrargyrum.**

Kalzan (Wülfing, Berlin). Calc. lact. + Natr. lact.
Ganze Packung = 10 Röhrchen mit je 9 Tabl. à 0,5.
Halbe „ = 5 „ „ „ 9 „ à 0,5.
S. 3× tgl. 1—2 Tabl. (Ekzem, Urticaria.)

Kamillosan (Chem. Pharm. A.-G., Bad Homburg). Aus deutscher Kamille hergestellt.
K. liqu. zu Spülungen der Harnwege.
„ -Salbe, Säuglingsekzem, Verbrennungen.
„ -Seife.
„ -Puder, Wund- und Kinderpuder.

Kaolin: Porzellanerde; als Pastengrundlage nach Unna. (Fertig zu beziehen durch Schwanenapotheke, Hamburg.)
Kaolin u. Glycerin āā = Pasta Kaolini glycerinata (Unna).

Rp. Aceton 10,0
Glycerin. 30,0
Kaolin 60,0 = Past. Kaolin. glycerin. c. Aceton (Unna).

Rp. Ichthyol 10,0
Glycerin. 30,0
Kaolin 60,0 = Past. Kaolin. glycerin. c. Ichthyol (Unna).

Karboneol (Hirschapotheke, Frankfurt a. M.). Steinkohlenteer in Tetrachlorkohlenstoff gelöst (nach Herxheimer). Relativ wenig reizend.
Pur oder in Salben u. Pasten. (Subakut. u. chron. Ekzeme, Lichen Vidal.)

Kathetergleitcreme siehe **Tragacanth.**

Kawa-Kawa: Harz. Siehe **Gonosan.**

Keraminseife (Dr. Töpfer, Leipzig); braune Neutralseife mit Perubalsam, Zimt- und Nelkenöl. Desinf., desodor. u. austrocknend. (Näss. Handekzeme.)

Klebrobinde siehe **Teufel.**

Kleie, zu Bädern. 2—3 Pfd. f. Erwachsene, 4—5 Handvoll f. Kinder.

(Mit Wasser kochen und durch ein Tuch seihen; nicht direkt dem Badewasser zusetzen!) (Ekzem.)

Kohlensäure-Wundpulver nach Dr. Mendel (Klopfer, Dresden). Steriles Pulver aus doppeltkohlens. Na., Weinsäure u. Zucker (CO_2-Entwicklung). (Wundbehandlung, eiternde Fisteln, Fl. alb.)

Kosmesche Paste siehe **Arsenik.**

Kreosot: ölige, in Alk. u. Äth. lösl. Flüssigk. Max.-Dosis 0,5 pro dosi, 1,5 pro die.

Innerlich: In Caps. gelat., gelodurat. oder in Pillen (s. d.).

Äußerlich: adstring., desinf. u. schmerzstillend. 5—10% als Zusatz zu Pyrogallus- u. Arsensalben (Kosmesche Paste s. Arsenik) oder als Guttaplast (s. d.).

Kresamin (Schering, Berlin). Gemisch von Trikresol u. Äthylendiamin. Stark desinf. Flüssigkeit.

1 : 4000 zu Umschlägen; 10—50% zu Salben u. Pflastern. (Pyodermien, Ulc. crur., Lup. vulg.)

Krysolgan (Schering): organ. Goldverbindung. Intravenös 0,0001—0,05.

[I. Dose: 0,0001. II. Dose: 0,0001. Folgende: 0,00025, 0,0005, 0,001, 0,0025 je nach Herdreaktion in 2 bis 3wöch. Intervallen. Höchstdose: 0,05.]

Orig.-Pack.: Ampull. zu 0,01—0,05 (Dose I—III). (Hauttuberkulose.)

Siehe auch Aurum kal. cyanat.

Kummerfeld-Wasser siehe **Aqua cosmet. Kummerfeld.**

Kupferdermasan (Reiß, Charlottenburg). „Mit Tiefenwirkung" 1 u. 2% in Tuben; zur lokalen Lupusbehandlung.

Siehe auch Lecutyl.

Lagosa-Salbe:

    Rp. Acid. carbolic. liqu. 1,0
        Hydrarg. praec. alb.
        Bals. Peruvian. āā 2—5,0
        Ungt. molle ad 50,0. (Kopfekzem, Kopfpsoriasis.)

Laneps (Bayer, Elberfeld). Durch Kondensation hochmolekularer Kohlenwasserstoffe gewonnener Fettkörper. Neutrale Salbengrundlage.

Lanolin (Adeps lanae c. aqua). Gemisch von Cholestearinestern, haltbar; bis zum dreifachen Vol. Wasser aufnehmend.

Offiz. „Lanolin" (Adeps lan. anhydr. 15,0, Aqua 5,0, Paraff. liqu. 3,0).

Adeps lan. anhydr. zu Kühlsalben.

Rp. Aqu. rosar. 40,0
Lanolin 40,0
Vasel. fl. am. 20,0.

Rp. Liqu. Alum. acet. 1% 40,0
Lanolin 40,0
Vasel. fl. 20,0.

Largin (Merck, Darmstadt). Protalbinsilber. 0,25—1,5% zu Injektionen. (Gonorrhöe.)

Laudanon-Ingelheim (Böhringer, Ingelheim). Hauptalkaloide des Opiums von stets gleichmäßiger Zusammensetzung.

Orig.-Tabl. à 0,01 u. 0,03 Nr. XX. 3×1—2 Tabl.

Lösung 2% in Tropffl. 10 ccm. 10—30 Tropfen (bis 60 Tropfen pro die).

Sirup (0,05/100,0) 100 g. 1—3 Eßl. pro die für Erwachsene, ¼—3 Teelöffel pro die für Kinder.

Ampullen à 0,02 u. 0,04 (in 1 ccm). Schachtel zu 3, 6 u. 30 Stück (von 0,04 nur 6 Stück).

Siehe auch Opium, Pantopon usw.

Lavendulae Ol. 1—3 Tropfen zu Salben als Geruchskorrigens; reizt leicht!

Lavendulae Spiritus. Als Zusatz zu Haarspiritus.

Rp. Spirit. Lavendul. 20,0
Aceton
Aqu. dest. āā 30,0
Kal. nitr. 0,5
Spirit. 90% ad 100,0.
(Haarspiritus nach Sabouraud.)

Laxin (Pharmakon, Berlin). Äpfelmark u. Phenolphthalein in Bonbons.

Orig.-Schachtel zu 20 Stück. Erwachsene 1—2× tgl. 1—2 Bonbons pro die. Kinder ½—1 Bonb. einmal tgl. (Abführmittel.)

Lecutyl (Bayer, Elberfeld). Lecithin-Kupferverbindung nach Strauß.

1. Lecutyl-Salbe mit 1,7% Cu, Tube à 25 g.
2. Lecutyl-Pillen à 0,005 g Cu. 25 Stück. (Gebrauchsanweisung liegt bei.) (Lupus vulg.)

Lenicet-Präparate (Dr. Reiß, Charlottenburg).
 Lenicetpulver (polymer essigs. Tonerde). Orig.-Dose à 50 g.
 Orig.-Präparate:
 Blennolenicetsalbe 5% u. 10% in Orig.-Tuben. Augenblen.

Formalin-Lenicetpaste	Orig.-Schachtel	} Hyperidrosis.
„ Lenicetpuder	100 g	
Lenicet-Bolus 20%	Dose à 180 g	
„ „ Vaginaltabl.	20 u. 48 St.	
„ „ „ c. Argt.	20 St.	
„ „ c. Arg. 5%	100 g	
„ „ c. Ichthyol.	50 g	} Weibl. Gon. u. Fl. alb.
„ „ c. Jod 1%	120 g	
„ „ c. Milchsäure	120 g	
„ „ Vaginaltabl. c. Milchsäure	20 St.	
„ „ c. Peroxyd 5%	120 g	
„ „ Vaginaltabl. c. Peroxyd	20 St.	
„ -Brandsalbe	100 g	Verbrennungen.
„ -Hautcreme	Orig.-Tube	} Ekzem und Dermatitis.
„ -Kinderpuder	100 g	
„ -Mundwasser (in Pulverform)	1 Metalldose	Stomatitis.
„ -Paste	Tube	} Verbrennungen.
„ -Salbe	Tube	
„ -Schnupfpulver	1 Dose	
„ -Seife		Kinderseife.
„ -Silberpuder ½ u. 1%	40 g	Ekzem.
„ -Suppositorien	10 St.	} Hämorrhoiden.
„ „ c. Belladonn.	10 St.	
„ -Wundpuder	100 g	
„ -Zahnpaste	Tube	
Lenireninsalbe	Tube	} Pruritus, Hämorrhoiden.
Lenireninsuppos.	10 St.	
Peru-Jod-Lenicetpulver	10 u. 25 g	} Ulc. crur., Decubitus und Verbrennungen.
Perulenicetkompresse	1 m × 6 m	
Perulenicetpulver	100 g u. 30 g	
„ mit Anaestheticum	30 g	

Perulenicetsalbe	1 Dose	
„	½ „	Ulc. crur.,
„	Tube	Decubitus
„ m. Anaestheticum	1 Dose	und Ver-
„ „ „	½ „	brennnngen.
Perulenicetsilbersalbe	1 Dose	

Lenigallol (Knoll, Ludwigshafen). Pyrogalloltriacetat; weißes, in W. unlösl. Pulver, spaltet auf kranker Haut allmählich Pyrogallol ab; relativ reizlos u. ungiftig.

2—20% als Paste oder Schüttelpinselung.

Rp. Lenigallol 2—10,0
Pasta Zinci ad 100,0.
(Ekzeme; auch bei nässenden (2%!).

Rp. Lenigallol 10,0
Anthrasol 5,0
Past. Zinci ad 100,0.
(Chron. Ekzem.)

Rp. Lenigallol 20,0
Pasta Zinci oder
Unguent. Wilkinsonii ad 100,0. (Psoriasis.)

Lenirobin (Knoll, Ludwigshafen). Chrysarobintetraacetat; in W. unlösl., in Chlorof. u. Äth. l. lösl. Pulver. Chrysarobinersatz (wie dieses). (Psoriasis.)

Leosira (Leo, Dresden-N.); reizloser Rasiercreme in Orig.-Tuben. (Folliculitis barbae.)

Leukogen (Höchst); polyval. Staphylokokkenvaccine für intra muskuläre Injekt.

Orig.-Schachtel A = 10 Amp. (je 2 zu je 10—25—50—75—100 Mill. Keimen).
„ „ B = 10 „ je 100 Mill. Keime.
„ „ C = 10 „ „ 500 „ „
Orig.-Flaschen I = 5 ccm mit 100 Mill. pro ccm.
„ „ II = 5 „ „ 500 „ „ „
„ „ III = 5 „ „ 1000 „ „ „
(Pyodermien, Furunculose.)

„Cuti"-Leukogen. 1 ccm = 10 000 Mill.
Schachtel à 6 Röhrchen. Zur intracutan. Behandl.

Leukoplast (Beiersdorf, Hamburg); weißes Kautschukheftpflaster.

In Beuteln: 4 cm : 18 cm.
„ Pappdosen: 7½ cm : 15 cm.
„ „ 10 cm : 15 cm.
„ Rollen: 1 m : 1—2—3—4—5 cm.
„ Spulen: 5 m : 1¼—10 cm.
„ „ 10 m : 1¼—10 cm.

Leukorrhöe-Tabl. (B. Hadra, Berlin). Zinc. sulf. 0,06; Acid. boric. 1,88; Acid. salicyl. 0,16; Alum. kal. 0,9. (2 Tabl. auf 1 Liter lauw. Wasser zu Spülungen.)
 Packungen zu 50 u. 100 Tabl. (Fluor alb.)
Leukotropin (Dr. E. Gilten, Berlin NW 6). Phenyl-Chinolincarbonsäure.
 Amp. à 5 ccm.
 Tgl. 1—2 Inj. intraven. (Akute Entzündungen.)
Leukutan (M. Hahn, Berlin). Trockensalben in Tuben als Ersatz f. Trockenpinselung. (Nach Siebert).
 L. neutrale — Tumenol-L. (5 u. 10%) — Liqu. carb. det. L. (5 u. 10%) — Zinnoberschwefel-L. — Resorcin-L. (2 u. 5%) — Menthol-L. — Schwefel-L. (5 u. 10%) — Ichthyol-L. (2 u. 5%) — Praecipitat-teer. L. — Ichthyolkampfer — Ol. rusci L. (Ekzeme usw.)
Levurinose (Blaes, Lindau). Getrocknete Bierhefe. 3 × tgl. 1 Kaffee- bis Eßl. vor den Mahlzeiten in Wasser oder Bier usw. Orig.-Glas 50 g.
Liantral (Beiersdorf & Co. Hamburg). Gereinigter Steinkohlenteer; dunkelbraun, wenig riechend, in Äth., Alk., Fetten u. Ölen lösl.
 10—20% in Äther, Alkohol āā.
 5—10—20% in Salben.
 10% als Seife. (Pruritus, chron. Ekzem.)
Lichensalbe nach Unna siehe **Acid. carbolic.**
Lini Oleum: Leinsamenöl, āā mit Aqu. Calc. (s. d.).
 (Verbrennungen.)
Linimentum Boeck (Bleiwasserliniment).
 Rp. Talc.
  Amyl. āā 100,0
  Glycerin. 40,0
  Aqu. Plumbi 200,0.
  S. Vor dem Gebrauch evtl. mit Wasser zu verdünnen.
   (Zu Umschlägen, akuten Ekzemen.)
Linimentum Pick:
 Rp. Tragant 5,0
  Glycerin. 2,0
  Aqu. 100,0
  Acid. salicyl. 2,0.
   Zu Umschlägen (akute Ekzeme).
Lin. Tub. comp. Petruschky (Hageda, Berlin).
 Orig.: 2 u. 20 ccm. Zur percutanen Tuberkulintherapie.
 (Lupus, Scrophuloderma.)

Lipojodin. Tabl. à 0,3. XX. Jodkaliersatz.
Lippenpomade siehe **Acid. tannic. u. Cerat. cetacei.**
Liqu. antihydrorrhoicus Brandau. 25% Salzsäure, Chloralhydrat, Glycerin u. Ammoniak. (Hyperidrosis.)
Liquor carbonis detergens: Mischung von Steinkohlenteer und Quillajatinktur.
Pur oder mit Öl, Spiritus, Lanolin oder Schüttelpinselung: 5—50%.

Rp. Liqu. carb. deterg.
  Glycerin. āā 5,0
  Spirit. ad 100,0.
    (Teertinktur nach Veiel.)

Rp. L. carb. deterg. 2—20,0
  Hydr. praec. alb. 5—10,0
  Adip. lanae 50,0
  Ol. oliv. 20,0
  Aqu. dest. ad 100,0 (Jadassohn).
    (Für ambul. Psoriasisbehandlung.)

Rp. Liqu. carb. deterg. 20,0
  (Ichthyol 5,0)
  Zinc. oxyd.
  Talc. venet. āā 25,0
  Glycerin.
  Spirit. 50% āā ad 100,0.
    S. Schüttelpinselung.

Liquor carb. deterg. Hippocastani decolorat. (Hirschapotheke, Frankfurt a. M.); entfärbter L. c. d. nach Herxheimer.
Liquor Cresoli saponatus: Kresolseifenlösung. Braune, in W., Alk. u. Glycerin lösl. Flüssigkeit.
Zu Waschungen 1 Eßl. auf 1 Liter Wasser.
Zur Desinfektion von Instrumenten: 1—5%.
Liquor lithantracis acetonicus (Sack).

Rp. Ol. Lithantracis 10,0
  Benzol 20,0
  Azeton 70,0.
    S. Teertinktur. (Chron. Ekzem.)

Locopan (Dr. Sandstein, Leipzig). Zinkquecksilbersalbe.
Orig.-Dosen à 25 g. (Furunkel, Ulc. crur.)
Lovan (Queißer & Co., Hamburg). 300% Wasser aufnehm. Salbengrundlage.
Luetin (Staatl. serotherap. Inst. Wien IX, Zimmermanngasse 3).
Luesorganextr. für Cutireaktion. Amp. à 0,5 g u. Fläschchen à 5 g.
Lugolsche Lösung: (Jod 1,0; Jodkali 2,0; Aqu. 30,0.)
1 : 5 verdünnt zur Provokation bei Gonorrhöe (Blaschko).
Luminal (Bayer, Elberfeld). Veronalderivat (doppelt so stark als Veronal).
Tabl. à 0,1. Nr. VI u. X. Abends 1 Tabl. (Pollutionen.)

Lupuli Glandulae: Lupulin; gelb. Pulver, 0,1—0,5 in Pulver oder Pillen. (Pollutionen.)

Lupussalbe, grüne (Unna).
> Rp. Acid. salicyl.
> Liqu. Stibii chlorat. āā 2,0
> Kreosot
> Extr. Cannab. ind. āā 4,0
> Adip. lan. 8,0.   (Oberflächl. Lupusherde.)

Luteoglandol siehe **Glandole**.

Lyarsan (Pharm. Ind. Ag. Wien). Gummilösung mit Anaesthetic.
> Zum Auflösen f. Neosalv. f. intramusk. Injekt.

Lycopodium: Bärlappsporen. Streu-(Gleit-)Puder.

Lysargin (Kalle, Biebrich). Arg. colloidale wie Collargol, Dispargen, Fulmargin usw.

Lysoform (Dr. Rosemann, Lysoform-Gesellsch., Berlin). Formaldehyd-Kaliseifenverbind.; in W. u. Alk. lösl., schwach riech. Stark desodor. u. desinfizierend.
> Zu Spülungen: 1%. (Gonorrhöe.)
> „ Waschungen: 2%. (Pyodermien, Hyperidrosis.)

Lysol (Schülke & Mayr, Hamburg). Verseiftes Kresol; konzentriert: giftig! Starkes Antisepticum.
> 1 Eßl. auf 1 Liter Wasser zu Waschungen und Umschlägen. (Acne, Pyodermien, Furunkel usw.)

Lysolrasiercreme (Schülke & Mayr, Hamburg). In Orig.-Tuben.

Magnesiumperhydrol (Merck, Darmstadt). Abführmittel bei habit. Obstipation.
> Tabl. in Orig.-Pack. zu 10, 20, 50 u. 100 Stück (3 × tgl. 1).
> (Acne, Ekzeme, Urticaria.)

Makabin (Tromsdorf, Aachen). 1% Sozojodolquecksilbersalbe.
> (Ulcera cruris.)

Mallein: (Höchst) aus Rotzbacillen nach Art des Alttuberkulin hergestelltes Präparat.
> 0,01—0,03 subkut. für Rotzdiagnose. (Lokalreaktion der Krankheitsherde.)

Mammaline (Beiersdorf, Hamburg). Seifenpflastertrikoplast mit rund. Ausschnitt f. Mamma-Ekzeme.

Mastisol (Gebr. Schubart, Berlin). Lösung von Mastix. Bakterien- u. Verbandfixiermittel.

Orig.-Fl. 70 g.

Außerdem: Jodmastisol 2½ u. 5%
Chrysarbinmastisol 10% } à 70, 30 u. 10 g.
Naphthalinmastisol 20%

Mattan (Kripke, Berlin-Neukölln). Kombination von Gleitpuder, Fett u. Wasser. Glanzlose Paste für Gesichtsbehandlung.

Mattan (hautfarben), Zink-, Zinkschwefel-, Schwefel-, Ichthyol-, Gletschermattan. In Orig.-Tuben.

Mattanpuder (hautfarben). (Gesichtsekzeme, Rosacea.)

M.B.K.-Präparate (Merck, Böhringer, Knoll); soweit für Dermatologen wichtig. Ähnliche Präparate werden auch von der „Hageda" hergestellt.

Kompretten M.B.K.	Packung	
Acid. arsenicos. à 0,001	50 u. 100 St.	3×tgl. 1, steigend auf 3×tgl. 3 St.
Atropin. sulf. à 0,0005	10, 25 St.	3×tgl. 1—2 St.
Bromum compos. { Kal. br. Natr. āā 0,5 Ammon. br. 0,25	10, 25, 50, 100	3 ×tgl. 1 St. in Wasser.
Brom. compos. effervescens	25, 50	3×tgl. 1 St. in Wasser.
Calc. chlorat. à 0,1	50 u. 250	3×3—4—5 St. zerkauen.
Calc. lact. à 0,5	50 u. 250	3×1—2 St. (unzerkaut in Wasser).
Camph. monobromat. à 0,2	25	mehrmals tgl. 1.
Carb. sanguinis à 0,1 u. à 0,25	25	mehrmals tgl. 1—2 unzerkaut mit Wasser.
Chin. hydrochloric. à 0,1, 0,25, 0,3 u. 0,5	5, 10, 25, 50	mehrmals tgl. 1—2 unzerkaut mit Wasser.
Codein. phosphor. à 0,015, 0,03 u. 0,05	5, 10, 25, 100	mehrmals tgl. 1.
Ergotin à 0,25	5, 10, 25	mehrmals tgl. 1—2 zerkauen.
Extr. Casc. sagr. à 0,15 u. 0,25	25 u. 100	1×tgl. 1—2, evtl. 3×tgl. 1.
Extr. Hydr. canad. fluid. à gtt. XXV	25 u. 50	2—3×tgl. 1 unzerkaut.
Ferr. c. Acid. arsenicos. comp. (Eisen, As, Chinin, Strychnin)	50 u. 100	2—3×tgl. 1—3 St. unzerkaut nach d. Essen.
Glycerinophosphata eompos. (Calc. gl. ph., Ferr., Natr., Strychnin, Chinin)	25, 50 u. 100	3×tgl. 1—3 St. unzerkaut nach dem Essen.
Hexamethylentetramin à 0,5	10, 25	2—3×tgl. 1—2 St. in Wasser.
Hypophosphata comp. (Ferr., Calc., Kal., Mang., Chinin, Strychnin)	25, 50 u. 100	3×tgl. 2—4 St. (unzerkaut nach d. Essen).
Kal. bromat. à 0,5 u. 1,0	10, 25 u. 50	3×tgl. 1—2 in Wasser gelöst.
Kal. chloric. c. Borace et Cocaino hydrochl.	25 u. 50	bis 6 St. pro die im Munde zergehen lassen.
Kal. jodat. 0,1 u. 0,5	25 u. 50	3×tgl. 1—2 in Wasser oder Milch.
Kola c. Lecithino	25 u. 50	3×tgl. 1—2 zerkauen.

Laxativ. vegetabile (Rheum, Aloe, Res Jalap., Podophyllinum, Extr. Hyoscyam.)	10, 25, 50, 100	1—3 St. abends bzw. 3×tgl. 1 unzerkaut.
Natr. bromat. wie Kal. bromat.		
Pil. Blaudii (Ferr. carbonic.)	50 u. 100	3×tgl. 1—2 unzerkaut.
Pil. Blaudii cum Acid. arsenicos à 0,01	50 u. 100	3×tgl. 1—2 unzerkaut.
Rheum compos. (Rheum, Na. bicarbon., Flor. sulf.)	10, 25 u. 50	3×tgl. 2—3.
Santonin. à 0,025 u. 0,05	10 u. 25 St.	Erwachsene 3×tgl. 1 à 0,05; Kinder 3×tgl. ¹/₂—1—2 à 0,025 drei Tage lang.
Santonin. c. Calomel à āā 0,025	10 u. 25 St.	dto.

Amphiolen für subk. Injekt.

Astonin (s. d.)	Schachtel mit	
Atropin. sulf. à 0,0005 u. 0,001	3, 5 u. 10 St.	
Calc. chlorat. 0,5:5 u. 1,0:10 cm	3, 5 u. 25 St.	intravenös.
Ferr. arseniato-citric. ammoniat. à 0,01, 0,03 u. 0,05	5 u. 10	
Ferr. kakodylic. à 0,01, 0,03 u. 0,05	5 u. 10	
Hg. bichlorat. à 0,01	5 u. 10	jeden 2. Tag 1 Ampulle intramusk.
Hg. salicyl. c. Paraffin. 40% 10%	Gläser mit 5 u. 10 ccm	nur mit Zielerspritzen.
Hg. succinimidat. 0,015 c. Cocain. 0,01	Schachtel mit 5 u. 10	
Jodäthyl-Thiosinamin	10 St.	jeden 2.—3. Tag 1 ccm intramusk. (Lues III, Metalues).
Modenol (s. d.).		
Morph. hydrochl. à 0,01, 0,02, 0,03	5 u. 10 St.	
„ „ 0,01 c. Atrop. sulf. 0,0002	5 u. 10 St.	} Kleinp. 3 St.
„ „ 0,02 c. Atrop. sulf. 0,0002	5 u. 10 St.	
Natr. arsenicos. 0,002	5 u. 10 St.	
„ „ 0,005	5 u. 10 St.	
„ „ 0,01	5 u. 10 St.	
„ „	20 St. m. steig. u. fallend. Dos.	
Natr. glycerinophosphoric. 0,2:2,0	5 u. 10 St.	
„ kakodylic. 0,01, 0,03, 0,05, 0,1	5 u. 10 St.	
Ol. Calomelan. 40% 10%	Gläser zu 5 u. 10 ccm	nur mit Zielerspritzen.
Ol. ciner. 40% 10%	Gläser zu 5 u. 10 ccm	nur mit Zielerspritzen.
Pilocarp. hydrochl. 0,005 u. 0,01	Schachtel mit 5 u. 10 St.	

Melubrin (Höchst); phenyldimethylpyrazolonamidomethansulfonsaures Na. Weißes, wasserlösl. Pulver.

5—10 ccm 50% steril. wäßr. Lösung intravenös; alle 1—2 Tage. (Eryth. nodos., Purpura.)

Memento (Scherings Grüne Apotheke, Berlin-N.)

Für Männer: enthalt. 10 Hegononstäbchen u. 1 Tube Formalinbenzoesäurecrem.

Für Frauen: enthalt. 20 Hegononurethralstäbchen, 20 Vaginaltabl., 1 Tube Schutzcrem.
(Prophylakt. gegen Lues u. Gonorrhöe.)

Menolysin (Chem. Fabr. Güstrow). Tabl. Yohimbin (Spiegel) für weibl. Pat.

Dysmenorrhöe: 2—3× tgl. ½—1 Tabl.

Amenorrhöe: 2× tgl. ½ Tabl. 8 Tage vor den erwarteten Menses.

Orig.-Pack.: 10 Tabl.

Mensalin: Gemisch von Salipyrin u. Validol (s. d.).

Orig. 20 Tabl. (Dysmenorrhöe.)

Menta (Dralle, Hamburg). Menthol-Seifenzahnpaste.

Menthae pip. Aqua: als Zusatz zu Kühlsalben; juckstillend.

Menthae pip. Oleum: als Zusatz zu Mundwässern.

Menthol: farbl. in W. wenig, in Alk., Äth. u. fetten Ölen lösl. Krystalle.

0,5—2% als Zusatz zu juckstill. Puder, Salben, Spiritus u. Seife. (Cave: Akute Ekzeme, Reizung!)

Rp. Menthol 1,0
   Acid. carbolic.
   Acid. salicyl. āā 2,0
   Spirit. ad 100,0
   (Schäffer).

Rp. Acid. carbolic. 0,25-0,5
   Menthol 0,5—1,0
   Acid. salicyl. 1,0—2,5
   Lanolin 10,0
   Vaselin ad 50,0.
   (Pruritus, Prurigo, Urticaria.)

Innerlich: Menthol 0,1
   Ol. amygdal. 0,25 in Kapseln (3× tgl. 1)
   (Richlin). (Strophulus.)

Menthoxol = Menthol, H_2O_2 u. Alkohol.

5—10% zu Mundwässern (1 Teel. auf 1 Glas Wasser).
(Stomatitis.)

Mercinol siehe **Hydrargyrum.**

Mercoid (Heyden, Radebeul). Suspension von merkurisalicylsulfons. Na u. Calomel in Paraffin. Vereinigung lösl. u. unlösl. Hg-Salze; pro ccm = 0,08 g Hg.

1× wöchentl. (je nach Körpergewicht) 0,5—2 ccm (0,04—0,16 Hg), im ganzen ca. 6 Injekt.

Orig.-Flasche Mercoid 12 ccm. (Lues.)

Mercolator-Maske (Beiersdorf, Hamburg). Hg-Maske zu Inhalationen. (Lues.)

Mercolint-Schurz (Beiersdorf, Hamburg); mit 99% Hg-Salbe imprägn. Brustschurz.

Nr. 00 5 g Hg } bindenförmig für Kinder.
Nr. 0 10 g Hg

Nr. I 10,0 Hg
Nr. II 25,0 Hg } für Erwachsene.
Nr. III 50,0 Hg

Mercutin (Schering, Berlin). Hg-Puder.
    50% Karton 5 Röhrchen à 4 g. (Lues.)
    10% 1 Röhrchen à 8 g.   (Ped. pubis.)

Mergal (Riedel, Berlin). Cholsäure-Hg-oxyd; innerl. Antilueticum.
    Orig.-Schachtel: 50 Stück (jede Kapsel enthält 0,05 Mergal u. 0,1 Tanninalbuminat.)
    S. 3 × tgl. 1, steigend bis 5—6 × tgl. 2 Kapseln nach dem Essen. (Lues.)

Mergandol (Koch, Offenbach a. M.). Lösung von Hg-Na-Glycerinat in Glycerin.
    1 ccm = 0,0035 Hg; alle 2 Tage 2 ccm intramusk. bis 20 Injekt.
    Orig.-Fl. = 50 ccm.

Merjodin siehe Sozojodol.

Merz-Präparate (Merz & Co., Frankfurt).
In Orig.-Tuben.

Ausschlagsalbe	Hydrarg. praec. alb., Chinosol.
Brandsalbe	Bismut. tribromph., Zinc. oxydat.
Brustwarzenbalsam	Balsam. peruv., Acid. tannic.
Flechtensalbe	Resorzin, Menthol.
Formalincreme	Formalin.
Frostsalbe	Menthol, Salol, Acid. boric.
Gletscherbrandsalbe	Zinc. oxydat., Natr. bicarb.
Kinderwundcreme	Zinc. oxydat., Bismut. tribromph.
Krätzesalbe	Sulfur. dep., Zinc. sulf., Naphthol, Styrax, Sapokalin.
Kühlende Salbe	Menthol, Alsol.
Merza Lanol	Lanolin.
Schuppenpomade	Borax, Chinin. tannic.
Schwefelsalbe	Schwefel.
Heliovertin (s. d.)	Äskulin.
Gono-Serol (s. d.)	Protargol, Novokain.

Mesotan (Bayer, Elberfeld). Metoxylmethylester der Salicylsäure.
    Zu Pinselungen: Mesotan + Ol. oliv. āā (höchstens jedesmal 1 Teelöffel einreiben). Vorsicht vor Hautreizungen! (Erysipel, Hyperidrosis, Pruritus vulvae, Epididymitis.)

Mesurol (Bayer, Elberfeld). 20% Emuls. des bas. Bi-Salzes des Dioxybenzoesäuremonomethyläther.
    1 ccm = 0,11 Bi. Fl. à 15 ccm. (Lues.)

Metaluin (Sächs. Serumwerke, Dresden); jede Ampulle 10 mg Hg; 58 mg As; 0,39 g J.
> Karton: 6 Ampullen. (Lues, Metalues.)

Methylenblau med. (Höchst). Desinfiziens (s. auch „Argochrom").
> Innerlich: 0,1—0,5 (Höchstdose pro die 0,5) in Caps. amylac. (Cystitis.)
> Oder Caps. gelodurat c. Methylenblau à 0,1 Nr. 25 (Pohl, Danzig) oder
>> Rp. Methylenblau med.
>> Pulv. Liqu. āā 1,5
>> Succ. Liqu. qu. satis ad pil. 30. (3×tgl. 2 Stück.)
>
> Äußerlich: Für Vaginaltampons.
>> Rp. Methylenblau 10,0
>> Spirit. 15,0
>> Aqu. dest. 200,0. (Fluor. alb.)

Milan (Athenstedt & Redeker, Hemelingen). Trichlorbutylmalonsaures Wismut, juckstillend und desinfizierend. Löslich in Chloroform.
> 5—10% in Puder, Salbe und Paste. (Ekzeme.). Dasselbe als:

Milanol zur intramusk. Injekt. 1 ccm = 0,06 Bi.
> Fl. à 15 g od. 12 Ampullen à 1,5 ccm. (Lues.)
> Für Säuglinge: M.-Öl. 1 ccm = 0,02 Bi.
> Fl. à 5 ccm.

Milchpräparate siehe Abijon, Aolan, Caseosan.

Mirion (Alpine Chem. Ges. Kufstein) organ. Jodpräp. nach Benkö. Für intramuskul. Injektion.
> Orig.-Packung in Ampullen à 3 u. 5 ccm.
> (Zu beziehen d. Kurt Gaedtke u. Co., Hamburg.)

Mitigal (Bayer, Elberfeld). Schwefelöl, wenig riechend, nicht schmutzend.
> In Orig.-Fl. S. 3 Tage abends einreiben. (Scabies; auch bei seb. Ekzem u. Pityr. capitis.)

Mitin (Krewel, Köln). Salbengrundlage aus Wollfett u. Milch (nach Jeßner).
> Orig.-Präp.: Mitin. pur.
> „ creme 1 Dose à 25 g.
> Pasta Mitini 1 „ à 20 g.
> Mitin. mercuriale 1 „ 50 g u. in grad. Schieberöhrchen à 30 g.
> Mitin-Lichtschutzcreme in Orig.-Tuben.

Modenol (Merck, Darmstadt). Quecksilber-Hg-Präp. Ersatz für Enesol.
  In Ampullen à 0,06. Orig.-Schachtel = 10 Ampullen. Tgl. 1 Injekt. (im ganzen 10—15). (Lues; auch bei Tuberkuliden empfohlen.)
Mollentum basicum (Tosse & Co., Hamburg); bas. essigs. Tonerde enthalt. Salbengrundlage.
  Auch in Orig.-Tuben. (Ekzeme.)
  Mollent. scabiosum (mit 20% Schwefel u. 2% Salicyl).
  In Orig.-Tuben à 100 g. (Scabies.)
Mollin (Giesecke, Leipzig-Plagwitz); überfettete Kaliseife; als Salbengrundlage. (Nicht bei akuten Ekzemen.)
Monotal (Bayer; Elberfeld). Methylglykolsäureester des Guajakols (60%); farbl., schwach riech. Öl.
  Zu Einreibungen (5 g). (Epididymitis.)
Moorsan-Packungen (Ludwigsbad, Bad Aibling, Bayern); fertige Moorpackung aus Aiblinger Moor.
  (Arthr. gon., Adnextumoren.)
Moronal (Heyden, Radebeul). Formaldehyd-schwefligs. Aluminium. Adstring. u. Antisept.
  Zu Spülungen 2—2½%. (Fluor alb.)
  Als Gurgelwasser ½—1%. (Stomatitis.)
  Orig.-Pack.: Moronal in Substanz: 5, 25, 50 u. 100 g.
  „   „   Lösung 25%: 100 g.
Mugotan (Beiersdorf, Hamburg); sterile Gummi-Calcium-Lösung nach Allard.
  In Orig.-Ampullen zu intraven. Injekt. (Blutungen.)
Muiracithin (Kontor chem. Präp., Berlin); aus Lecithin u. Muira Puama.
  Orig.-Pillen: 60 Stück. S. 3 × tgl. 3—4 Pillen. (Impotenz.)
Myrrholin (Myrrholin-Gesellsch., Frankfurt). Lösung von Myrrhenharz in Ricinusöl.
  Zu Einfettungen bei reizbarer Haut, Verbrennungen usw.
  Auch: „Myrrholinseife" als Kosmeticum.
Myrrha: gelb. Harz als Zusatz zu Zahnpulvern.
Myrrhae Tinctura: zum Bepinseln des Zahnfleisches u. als Zusatz zu Mundwässern.

Rp. Acid. salicyl. 1,0
Tinct. Ratanhiae 15,0
Tinct. Myrrhae 50,0
Tinct. Eucalypt. 10,0
Ol. Menth. pip. 1,0.
S. ½ Teelöffel auf 1 Glas Wasser.
(Stomatitis.)

Myrtill. Fruct. Extr.: aus getrock. Heidelbeeren. Adstringens. Aufpinseln, darüber Watte. (Verbrennungen.)

Nadisan (Kalle & Co., Biebrich). 10% Bi-tartrat.
Gl. à 30 ccm u. 5 Amp. à 3 ccm. (Lues.)

Nafalan (Löwenapotheke, Magdeburg). Aus Rohnaphtha gewonnene, fast geruchlose braungrüne Salbenmasse.
(Ekzem, Dermatitis, Pyodermien, Hämorrhoiden.)
Orig.-Präp.: „Hausnafalan" in Tuben (Zinknafalan).
Nafalan-Streupulver, -seife, -suppos., -Toilettencreme, -Lippenstift.

Naftalan (Naftalan-Ges., Dresden). Wie Nafalan.
Naftalan-Zinksalbe, -Heftpflaster, -Streupulver, -Seife (mit 50% Naftalan).

Naphthalin: in W. unlösl., in Alk., Äth. u. Ölen leicht lösl. Krystalle.
10% in Öl gegen Scabies. Vorsicht vor Intoxikation! (Nicht bei Kindern.)

Naphthol-β: weiße, schwer in W., leicht in Alk., Äth. u. Ölen lösl. Krystalle; lichtempfindlich; stark reduzierend (Rotfärbung). Antiparasit. Toxisch! Nicht für längere Zeit verwenden (Hämoglobinurie!). (Vorsicht bei Kindern!)
2—20% als Öl, Salbe u. Paste. (Scabies, Acne, Dermatomykosen, Psoriasis.)

Rp. β-Naphthol 10,0
Sulf. praecip. 40,0
Vasel. fl.
Sap. virid. āā 25,0.
S. Schälpaste (Lassar); messerrückendick auftragen. $1/2-1-$ 2 Stunden liegen lassen; mit Benzin oder Öl entfernen; Pudern; bis zur Schälung zu wiederholen.

Rp. β-Naphthol
Sap. virid. āā 15,0
Cret. alb. 10,0
Adip. benzoat. ad 100,0.
(Scabies.)

Rp. Naphthol 10,0
Sulf. praecip. 200,0
Sap. Kalin. 100,0
Aqu. dest. ad 1000,0.
(Scabies.)

Nastin (Kalle, Biebrich); bakterieller Fettkörper; zur subcut. Injekt. (absolut wasserfreie Kanüle u. Spritze!).
3 verschiedene Stärken: in Ampullen à 1 ccm.
Nastin B 0 = 0,02% Nastin
„ B 1 = 0,05% „
„ B 2 = 0,2% „
Intervalle mindestens 8 Tage (bei Augen- u. Nervenlepra nur B 0). (Lepra.)

Natrium bicarbonicum.
>Rp. Sol. Natr. bicarbonic. 3,0/170,0
>Glycerin.
>Spirit. Lavendulae āā ad 200,0.
>(Macht blondes Haar bei längerer Anwendung rötlich!)
>S. Haarwasser nach Pohl-Pinkus. (Alopecie.)

Natrium biboracicum (tetraboracicum). Borax; weiße, wasserlösl. Krystalle.
>5—10% zu Waschungen. (Acne, Seborrhöe.)

Natrium bromatum wie Kalium br.

Natr. bromat: 1 g in 10 phys. NaCl-Lös. jeden 2. Tag intraven.
>(Ekzem.)

Natr. chlorat., Kochsalz: mit wenig Wasser zu Brei verreiben u. ½ cm dicke Schicht auftragen, darüber Mull, Watte. Tägl. Wechsel. — Bei geschloss. Herden evtl. vorherige Kohlensäurevereisung. (Lupusbehandl. nach Martenstein.)
>— Na. chlorat. (15—20%) 5—10 ccm zur Injekt.
>>(Varicenbehandl. nach Linser.)

Natrium jodatum wie Kalium jod.

Natrium kakodylic. siehe **Arsenik.**

Natrium perboricum; weiße, wasserlösl. Krystalle; in Lösung unter O-Abspaltung zersetzlich.
>In 2%iger Lösung (Zusatz von etwas Acid. citric.) zu Spülungen. (Gonorrhöe.)
>Als Pulver. (Ulcus cruris.)

Natrium salicylicum: wasserlösl. Pulver.
>Innerlich 0,5—1,0 pro dosi (10 g pro die) in Pulver u. Lösung. (Eryth. nod., Purpura.)
>20% Lös. intravenös: 10—15—20 ccm (2—3—4 g) jeden 2.—3. Tag, bis Gesamtdose 21—28 g. (Psoriasis nach Sachs.)
>4—5 Inj., u. anschließend ¼% Chrysarobinpaste (Hübner).

S. auch **Psoriasal.**

Natr. silicicum puriss. (Merck, Darmstadt).
>0,5—1,0—2,0 ccm 1% Lös. jeden 2.—3. Tag intravenös.
>— Im ganzen 6 Inj.
>>(Pruritus senilis.)

Natrium sozojodolicum siehe **Sozojodol.**

Natriumsuperoxydseife siehe **Pernatrol.**

Bruck, Rezepttaschenbuch. 2. Aufl.

Natr. thiosulfuric. puriss. (Merck, Darmstadt) (od. Beiersdorf, Hamburg); tägl. steigend 0,3—0,45—0,6—0,9; dann jeden 2. Tag: 1,2—1,5—1,8; jede Dose in 10 ccm Aqu. dest. steril. gelöst. (Salvarsandermatitis.)

Neißer-Siebertscher Schutzcreme (Byk, Charlottenburg).
Sublimatcreme in Orig.-Tuben. (Zur Luesprophylaxe.)

Neocutren (Passek & Wolf, Hamburg) durch Cu aktiv. Cutren s. d.).
Orig.-Fl. 15 u. 100 ccm (Lues).

Neohexal (Riedel, Berlin) siehe auch **Hexal.**
Doppelt so viel Hexamethylentetramin enthaltend als Hexal; weniger sauer und besser verträglich.
Tabl. à 0,5 Nr. XX u. Glas à 50 Stück. (Cystitis.)

Neosalvarsan u. **Neosilbersalvarsan** siehe **Salvarsanpräparate.**

Nepenthan (W. Schmidt, München 9).
Weichseifencrem mit Staphylokokkenvaccine.
(Furunculose.)

Neutralon (Kahlbaum, Berlin). Aluminiumsilikat.
3× tgl. 1 Teelöffel in Wasser ½ Stunde vor dem Essen. (Hyperchlorhydrie, Rosacea, Urticaria.)
Orig.-Pack.: Schachtel à 50 u. 100 g oder Schachtel mit 21 abget. Pulvern (3× tgl. 1 Pulver) od. 20 Tabl. à 0,15; auch „Belladonna-Neutralon" mit 0,6% Extr. Bellad.

Neu-Urotropin (Schering, Berlin). Anhydromethylenzitronensaures Urotropin. Hauptsächlich bei alkal. Urin. (Urotropin bei saurem Urin.)
Tabl. à 0,5 Nr. 20. 3—4× tgl. 2 Tabl. (in Wasser gelöst).

Nikotiana-Seife (Menzer, Bremen). 10% Tabaklauge und ca. 1% Nikotin.
2× tgl. Einschäumen (nach dem Bade). Toxisch! (Nicht bei Kindern anwenden!) (Scabies.)

Nivea-Präparate (Beiersdorf, Hamburg).
a) Niveacreme (Eucerincreme) in Tuben à 25 u. 50 g, in Dosen à 10, 20, 60 u. 150 g.
b) Niveahaarmilch (alkoholfreies Haarwasser) in Flaschen à 100 u. 250 g.
c) Niveakinderpuder in Streudosen u. Papierbeuteln.
d) Niveaschweißpuder (formalinhaltig) in Streudosen und Papierbeuteln.

e) **Niveasportpuder** in Streudosen u. Papierbeuteln.
f) **Niveateintpuder** (weiß, rosa, gelblich, hautfarben, bräunlich) in flachen Dosen.
g) **Niveaseife** (parfümiert und unparfümiert).

Noffke-Schmelzstäbchen (Noffke, Berlin). Kakaoöl-Emulsion. Mit Protargol 0,5—10%, Noviform, Jodoform, Ichthyol, Resorcin u. a.; auch Vaginal-Suppos. mit Ichthyol, Cerolin u. a.

Noridal-Suppositorien (Kontor chem. Präparate, Berlin). Enthalten Calciumchlorat, Paranephrin und Perubalsam.
(Hämorrhoiden.)

Normacol (Kahlbaum, Berlin). Pflanzenschleim mit Rhamnus frangula.
Abführmittel. 1—2 Teelöffel abends in Kompott.
Pack. 100 g. (Chron. Obstipation.)

Normosal (Sächs. Serumwerke, Dresden). Serumsalz, entsprechend der Ionenanalyse des menschl. Serums (enthält NaCl. Kalium, Calcium, Natr. bicarb. u. saures Na-Phosphat).
Für intravenöse Injektionen u. Infusionen. (Salvarsannormosallösungen sind nach Spiethoff weniger toxisch als wässerige Lösungen.)
Orig.-Pack.: 6 Ampullen à 1 g = 100 ccm Lösung
(mit Aqua dest.).
6 „   à 10 g = 1 Liter Lösung.
6 „   à 50 g = 5 „   „
6 „   à 100 g = 10 „   „

Nosapon (Präp. Ges. Berlin-Schöneberg). Naphtolsalbenseife mit Novitan. Dose à 150 g. (Scabies.)

Nosophen (Rhenania, Köln). Tetrajodphenolphthalein; gelb., in W. unlösl. Pulver. Jodoformersatz. (Ulc. molle.)

Novalan (Sanex, Berlin W 57); neutrale Salbengrundlage, die bis 200% Flüssigkeit aufnehmen kann.

Novargan (Heyden, Radebeul). Silbereiweißverbind. mit 10% Hg, lichtempfindlich.
0,2—1—2% Lösung für Injekt., ½% für Spülungen.
(Für Abortivbeh.: 5—15% Lösung mit 10% Glycerin.)
Orig. 5, 10, 25, 100 g. (Gonorrhöe.)

Novarial (Merck, Darmstadt). Ovarialpräparat.
Tabl. mit 20, 50 u. 100 St. Auch mit Eisen: „Ferrovarialtabl." 50 u. 100 St. (Amenorrhöe, Dysmenorrhöe.)

Novasurol (Bayer, Elberfeld). Organ.-Hg-Präp. mit 33,9% nicht ionisierbar. Hg; wasserlösl., Eiweiß nicht fällend. Zur intramusk. u. intravenösen Injektion.

Im Handel als 10% Lösung in Ampullen zu 2,2 ccm Nr. V u. Nr. X u. 100 (letztere durch Wölm, Spangenberg); in Ampullen zu 25 ccm Nr. VI (jede Ampulle à 2,2 Novasurollösung enthält 0,067 Hg).

S. 1—2× wöchentl. 1 Injektion; bei Säugl. 0,25—0,5. Über einzeitige Neosalvarsan-Novasurolbehandl. nach Bruck siehe unter Salvarsan.

Noviform (Heyden, Radebeul). Tetrabrombrenzkatechinwismut. Jodoformersatz.

Streuflaschen mit 5 g. Dose mit 10, 25, 50 u. 100 g.

Noviformgaze 10% 1 Schlitzdose } durch Max Arnold,
Noviformtampons mit 10 Stück } Chemnitz.

Noviformbougies 5 u. 10% 12 St.
  (4 mm dick; 8—10 cm lang) } durch Noffke
Noviformsuppos. 5 u. 10% 12 St. } & Co., Berlin.
Noviformvaginalkapseln 10% 12 St.

Novitan (Präparatengesellsch. Schöneberg). Neutrale Salbengrundlage aus Kohlenwasserstoffen der Fettreihe und Wollfett.

Orig.-Präp.: Novitan c. Acid. boric. 3 u. 10% } in
  „   „Zinc. oxyd.   10% } Tuben
  „   „ Sulf. praec.   10% } à 30 g

Scabiesnovitan = β-Naphthol-Salbenseife.

Novitan c. Zinc. oxyd. und Sulf.
            praec. āā 5% } in
  „   „ Acid. carbolic. 2% } Tuben
Novitan-Hautcreme   } à 30 g
  „   -Babycreme

Novocain (Höchst). Lokalanästheticum.

Orig.-Präp. Tabl. Novocain-Suprarenin Nr. X (Pack. A)
  = 0,125 Novocain (1 Tabl. in 25 bzw. 50 ccm phys. NaCl-Lösung = ½ bzw. 1% Lösung).

Tabl. Novocain-Suprarenin Nr. X (Pack. B)
  = 0,1 Novocain (1 Tabl. in 5 ccm phys. Kochsalzlösung = 2% Lös.).

Sol. Novocain-Suprarenin A (0,5%). Orig.-
Flasche à 25 ccm.
Novocain-Suprarenin B (2%). Orig.-
Pack. in 5 ccm Ampullen.
NB. Novocain. nitric. 3% als Zusatz zu Silbersalzen.
(Gonorrhöe.)
Beispiel:
Rp. Albargin 0,1
Novocain. nitric. 8,0
Aqu. dest. ad 100,0.

Novogosan (Elert & Co., Berlin S.W. 61). Kawaharz in Anetol u. Terpenen.
30 Kaps. à 0,3 gr. (Gonorrhöe.)

Novoprotin (Cewega, Grenzach). Pflanzeneiweißpräp. zur parenteralen Therapie; intramusk. od. intravenös jeden 3.—4. Tag.
3 u. 6 Amp. à 1,1 ccm.

Novoterpen (Humboldtapotheke, Breslau). Novocain-Terpentinöl zu Injektionen.
Orig.-Pack. = 10 Ampullen à 0,5 ccm.
Siehe auch Terebinth. Ol. und Terpichin.

Novotestal (Merck, Darmstadt). Stierhodenpräp. 50 u. 100 Tabl. (Impotenz.)

Novothyral (Merck, Darmstadt). Schilddrüsenpräp.
20, 50 u. 100 Tabl. (Myxödem.)

Oesypus, Wollfett; unangenehm riechende, zähe Salbengrundlage; meist durch Lanolin ersetzt.

Olesal (Höchst); komplexe Bi-Verbind. d. Dioxypropylaminooxybenzoesäure.
5% Ölsuspension. Orig.-Fl. 20 ccm. (Lues.)

Oleum Cadini siehe **Pix.**

Oleum Chenopodii siehe **Chenopodium.**

Oleum cinereum siehe **Hydrargyrum.**

Oleum fagi siehe **Pix.**

Oleum Jecoris aselli, Lebertran; 2—3× tgl. 1 Teelöffel auf Eßl. steigend (Scrofuloderma) und intramuskulär ¾—1 ccm jeden 3. und 4. Tag steigend (nach Patzschke).
(Pyodermien, Bubonen, Epididymitis.)

Oleum Jecoris aselli artificiale (Helfenberg i. Sa.). 20% Lebertran, 80% Sesamöl u. 0,3% Jod.

Oleum lini siehe **Lini Oleum.**
Oleum Olivarum, Olivenöl; als Salben- u. Haarölgrundlage.
>Rp. Acid. salicyl. 2—10,0
>Ol. oliv. ad 100,0.
>(Zum Tränken von Mullappen für Kopfverbände; Krustenentfernung.)

Oleum rapar. siehe **Rap. ol.**
Oleum ricini siehe **Ricin. ol.**
Oleum rusci siehe **Pix.**
Oleum terebinth. siehe **Terebinth. ol.**
Olobintin (Riedel, Berlin). Terpentinölpräp. nach Klingmüller.
Fl. à 10 ccm u. 5 Ampull. à 1,1 ccm.
(Tiefe Trichophyt., Ekzeme, Pyodermien, Bubonen, gon. Kompl.)
Omnadin (Kalle, Biebrich); zur unspezif. Behandl. nach Much.
Orig. 1 u. 12 Amp. à 2 ccm. (Erysipel, Furunculose.)
Oophorin (Freund & Redlich, Berlin). Ovarialpräp. Tabl. à 0,1, 0,3 u. 0,5. 20, 50 u. 100 St.
1—3 Tabl. pro die (Amenorrhöe) od. Phiolen: 6 St. à 1 ccm (tgl. Injektion).
Opium pur. Zu Suppositorien:
>Rp. Op. pur 0,03—0,05
>(Extr. Belladonn. 0,03)
>Butyr. Cacao 2,0
>F. supp. D. tal. dos. VI. (Prostatitis, Cystitis.)

Opsonogen (Chem. Fabr. Güstrow); polyval. Staphylokokken-Vaccine.
Stärke I, Ia, II, III u. IV. Kartons mit je 5 Ampullen.
Dieselben Stärken in Flaschen à 5 ccm.
Sammelpackung (10 Ampullen: je 2 Ampullen der verschiedenen Stärken.)
Beginn der Behandlung mit 50—75 Mill., steigend bis 1000 Mill. Keime. (Furunculose, Staphylodermien.)
Ormicet (Mendel, Berlin) = ameisensaures Tonerdepräparat.
Ormosyl siehe **Ovaradentriferrin.**
Orthoform (Höchst). Amidooxybenzoesäuremethylester.
Weißes, schwer in W., leicht in Äther lösl. Pulver. Lokalanästheticum auf epithelberaubter Haut (führt leicht zu Reizungen, auf größeren Flächen auch zu Intoxikation!).
Als Streupuder: pur oder 50% mit Acid. boric. oder Talc. (Ulcera, Carcinom, Pruritus vulvae.)

Als Salbe: 10—20%. (Herpes zoster, Pruritus.)
Als Pinselung:
Rp. Orthof. 5,0
　Aether sulf. qu. s. ad sol.
　Ol. amygd. dulc. 20,0. (Wie oben.)
Als Suppositorium: Orthof. 0,5
Butyr. Cacao 2,0. (Hämorrhoiden, Fissuren.)
Als Urethralstäbchen: Orthof. 2,5
Butyr. Cacao 20,0
F. bac. urethr. Nr. X.
(Urethralschmerzen.)
Als Vaginalkugeln: Orthof. 2,5
Butyr. Cacao 25,0
F. glob. vagin. Nr. X.
(Vaginalschmerzen.)

Ortizon (Bayer, Elberfeld); haltbares festes Präparat mit 36% H_2O_2.
1. Ortizonpulver. Orig.-Gl. à 25 u. 100 g. (Ulc. crur., Scrofulodermfisteln.)
2. Ortizonwundstifte. 1 Orig.-Flakon mit Halter. (Furunkel, Fisteln, Gasbrand.)
3. Ortizonmundwasserkugeln. Orig.-Pack. mit 50, 100 u. 300 St. Zur Mundwasserbereitung. (Stomatitis.)

Ovaradentriferrin-Tabl. (Knoll, Ludwigshafen.) Pack. 20 St. (Amenorrhöe, Dysmenorrhöe.)

Ovarial (Merck, Darmstadt). Tabl. à 0,5. 20 u. 50 St. Auch „Ferrovarial". (Dysmenorrhöe.)

Ovariin siehe **Oophorin** (Freund & Redlich, Berlin). Tabl. à 0,1. (Amenorrhöe, Dysmenorrhöe.)

Ovimbin (Teichgraeber, Berlin). Ovarienextr. 0,3 + Yohimbin 0,002.
Orig.-Tabl. Nr. 12. (Amenorrhöe, Dysmenorrhöe.)

Ovobrol (Cewega). Komb. von Ovoglandol u. Sedobrol. 3× tgl. 1 Tabl. in Wasser. (1 Tabl. mit 100—200 heißem Wasser liefert eine schmackhafte Brühe.)
(Amenorrhöe, Dysmenorrhöe.)

Ovoglandol siehe **Glandole**.

Oxymors (Chem. Werke, Rudolstadt). Aluminiumpräparat gegen Oxyuriasis.
Orig.-Tabl. 6 Rollen à 8 Tabl. (per os).
Zu Einläufen: 6 Analtabl. (gefärbt).
Zum Einreiben: 1 Tube Oxymorsanalsalbe.

Pankreatin (Merck, Darmstadt). (Pankreasferment.)
a) P. sicc. 0,2—0,5 in Caps. amyl., mehrmals tgl. (am besten mit Na. bicarb.).
b) P. liqu. mehrmals tgl. 1 Teelöffel.

Pankreon (Rhenania, Aachen). Tabl. à 0,25 Nr. 25, 50 u. 100. 3× tgl. 2—3 Tabl.
Bei Kindern: Pankreonzuckertabl. Orig. 100 St.
(Dyspepsien bei Ekzem, Acne usw.)

Pantopon (Cewega). Opiumpräparat. 1 g = 5 g Opium.
In Tabl. 2% Lösung u. Ampullen. 0,01—0,03 pro dosi.

Pantosept (Chem. Fabr. Ehrenstein bei Ulm a. D.). Dakinsche Lösung in fester Form.
Röhrchen à 10 St. à 1 g u. 15 St. à 0,2 (Gonopack.).
Pantoseptbolus 100 g.
Bei Go.: 0,1—0,2% Lösungen. (Gonorrhöe, Ulcera usw.)

Parachlorphenol; weißes, in W. lösl. Pulver, lokales Antisept. u. Ätzmittel.
10—20% wäßr. oder Glycerinlösung; 5% Salbe.
(Lupus vulg.)

Paracodin (Knoll, Ludwigshafen); steht in der Mitte zwischen Kodein- u. Morphingruppe.
Orig.-Tabl. 5, 10 u. 20 St.
Sirup-Gl. mit 90 ccm.
Ampullen 3 St.

Paraffin, Petroleumprodukt.
Liquid. ölartige Flüssigkeit.
Solid. feste, weiße Masse von versch. Schmelzpunkten.
Ungt. Paraffini: 1 g festes + 4 g flüssiges Paraffin. Salbengrundlage (reizt häufig!).

Paranephrin (Merck, Darmstadt). Nebennierenpräparat.
Im Handel als Lösung 1 : 1000. (Orig.-Gl. zu 10, 20 u. 30 ccm.) (Wie Adrenalin u. Suprarenin, s. d.)

Paraplaste (Beiersdorf & Co., Hamburg); wie Guttaplaste; nur heller, daher an Gesicht und an Händen geeignet.
Gebräuchlichste: Nr. 250. Acid. salicyl. 40%.
Nr. 254. Hydrargyrum 50%.
Nr. 259. Zinc. oxyd. 40%.

Parentose (Queißer & Co., Hamburg). Rohrzuckerlösung; soll intramusk. injiziert ähnliche Effekte wie Milch, Terpentin u. spezif. Vaccine auslösen.
Ampullen à 1 u. 5 ccm.

Partigene nach Deyke-Much (Kalle, Biebrich).
Orig.-Fl. zu 5 u. 10 ccm. (Lupus vulg., Scrophuloderma.)

Pasta aseptica (Form. Mag. Berol.).
Rp. Acid. salicyl. 0,5
Acid. boric. 5,0
Zinc. oxyd. crud. 10,0
Ungt. neutrale ad 50,0. (Ekzeme, Ulcera, Verbrennungen.)

Pebeco (Beiersdorf & Co., Hamburg). Kali chloric.-Zahnpaste in gr. u. kl. Orig.-Tuben.

Pellidol (Kalle, Biebrich). Epithelisation anregender Scharlachfarbstoff.
Pellidol in Pulverform: Kartons à 10, 25 u. 50 g.
Pellidol-Boluspuder: 5% in Dose.
Pellidol-Salbe 2% in Orig.-Tuben u. Dosen à 50 u. 80 g.
Pellidol-Zinkpaste 2% in Orig.-Tuben u. Dosen à 50 u. 100 g. (Ekzem, bes. Säuglingsekzeme, Ulcera, Verbrennungen.)

Pepsin, Labdrüsenferment; zu Umschlägen, Verbänden u. Salben (mit Borsäure bzw. Salzsäure).
Zur Erweichung von Narben u. Verstärkung der Tiefenwirkung von Arzneimitteln (Unna).
Rp. Pepsin 3,0
Acid. boric. 6,0
Aqu. dest. ad 300,0. (Keloide.)

Rp. Acid. carbol. liquef.
Acid. hydrochloric. āā 0,5
Pepsin
Aqu. dest. āā 5,0
Eucerin. anhydr. ad 50,0. (Aknenarben.)

Perboral (Temmlerwerke, Detmold). Überborsäure + Parajodsulfosäure. Antisept. (H_2O_2-Entwicklung).
Orig.-Glas à 12 Tabl.
S. 1 Tabl. in die Scheide einführen. (Fluor alb.)

Pergenol (Byk, Charlottenburg). Mischung von Natr. perboric. u. -bitartaric. (H_2O_2-Entwicklung).
  Als Pergenol-Mundwassertabl. Orig.-Pack. 25 St.
  Als Pergenol-Mundpastillen. Orig.-Pack. 25 St. à 0,1 Pergenol. (Stomatitis.)

Perhydrit (Merck, Darmstadt). Verbindung von H_2O_2 mit Harnstoff. Haltbares, in W. leicht lösl. Pulver.
  In Pulver: Orig.-Fl. à 25 u. 50 g.
  In Tabl. à 1,0: 10, 25 u. 50 St. (1 Tabl. + 30 Wasser = 1% H_2O_2-Lösung.)

Perhydrol (Merck, Darmstadt). Enthält 30 Gew.-% H_2O_2. Antisept., Desodor. u. Bleichmittel. In Orig.-Fl. à 50 u. 200 g.

  Perhydrol 1 : 9 Wasser (3% H_2O_2). Zu Spülungen u. Waschungen.
  „   1 : 5   „   (5% H_2O_2) (phaged. Schanker).
  „   1 : 100—200. (Zu Urethra- u. Blasenspül.).
  „   pur: Zum Betupfen von Epheliden, Nävi usw.
  „   Mundwasser in Orig.-Fl.
  „   Zahnpulver u. Zinkpaste.

  Zinkperhydrol (50% Zinksuperoxyd). Adstring. u. Antisept.
  Als Streupulver 25%.
  Als Salbe u. Paste 10—25%.
                                    (Ulcera, Verbrennungen.)

Perincoplast (Helfenberg i. Sa.); mit Azofarbstoff imprägn. Zinkkautschukpflaster.
  Ferner Perincosalbe u. Paste (in Orig.-Tuben).
                                    (Wundbehandlung.)

Pernatrol (Schwanenapotheke, Hamburg). Natriumsuperoxydseife nach Unna. 2½, 5, 10 u. 20%. (Keratolytisch u. depigmentierend.) (Acne, Epheliden.)

Perugen (Chem. Fabr. Reisholz b. Düsseldorf); synthet. Perubalsam.
  Pur oder 1 : 2 mit Spir. od. Ol. oliv.; fertige Packung: „Perugen-Resorptiv". (Scabies.)
  Orig.-Fl. 100, 250, 500 g.

Perulenicet siehe **Lenicet.**

Peruol (Agfa). 25% Peruskabinlösung (Benzoesäurebenzylester).
Orig.-Fl. 50 u. 100 g. 3 Tage 1—2 × tgl. einreiben; Bad.
Auch als „Peruolseife". (Scabies.)

Petroleum depurat. mit Öl āā gegen Kopfläuse.

Pfannenstiel-Verfahren zur Behandlung des Schleimhautlupus.
Sol. Natr. jodat. 20,0/300,0. 3stündl. ½ Eßl. (0,5 NaJ).
Gleichzeitige Einlage von H_2O_2 getränkt. Tampons in die Nase.

Philippbinden (Beiersdorf, Hamburg); in der Mitte durchbrochene Leukoplastbinde.
Für einen Unterschenkelverband 10 Binden (dachziegelartig) erforderlich. Orig.-Dose mit 10 Binden. (Ulc. crur.)

Phlogetan (Kahlbaum, Berlin). 10% Nukleoproteidlös. zur unspez. Proteinkörpertherapie.
a) Serienpackung: 5 Amp. à 2, 3, 4, 5,5 ccm..
b) Vollpackung: 5 „ à 5 ccm.
10—15 Inj. 1—3—5 ccm subcut. od. intramusk.
(Gon.-Kompl., Tabes, Paralyse.)

Phosphor: in W. unlösl. Stücke. Max.-Dose 0,001 pro dosi, 0,003 pro die.
Innerlich mit Lebertran:
Rp. Phosphor 0,001—0,01
Ol. jecor. asell. ad 100,0. S. 2 × tgl. 1 Teelöffel.

Phosphor-Jodipin (Merck, Darmstadt). 2—3 × tgl. 1 Teelöffel.

Phosrhachit (Dr. Körte, Hamburg). Phosphorlebertran von angenehmem Geschmack (0,01 : 100).
2 × tgl. 1 Tee- bis Kinderlöffel.
(Scrofuloderma, Anämien, Rhachitis usw.)

Pichi-Pichi Extr. fluid.: reizstillend. 3 × tgl. 1 Teelöffel.
(Gonorrhöe, Cystitis.)

Pilocarpin. hydrochloric. Max.-Dose 0,02 pro dosi, 0,04 pro die.
Subcutan in 1% Lösung: Erwachsene 1 ccm = 0,01; größere Kinder ½ ccm = 0,005.
Innerlich: 0,03/100,0 Erwachsene, 0,02/100,0 Kinder. (stündl. 1 Teelöffel). Zur Schweißanregung.
(Prurigo, Parapsoriasis.)

Pilugon (Deutsche Schutz- u. Heilserumgesellsch., Berlin NW 6). Kobalt-Eisenverbind. mit Peroxydzusatz.
1% zu Injekt. (Gonorrhöe.)

Pinosol = gereinigtes Teerpräparat.
Pitralon (Lingnerwerke, Dresden). Nadelholzteerprodukt.
Orig.-Fl. zu 15, 50 u. 110 ccm. Mit Tropfverschluß.
Alle 3 Stunden 2—3 Min. lang betupfen.
(Dermatomykosen, seb. Ekzem.)
Pittylen (Lingnerwerke, Dresden). Geruchlos. Teerpräparat
(Formaldehyd + Nadelholzteer).
Als Puder, Acetonlösung, Schüttelpinselung u. Salbe
wie Teer.
Pittylenseife 5%.
Pittylenschwefelseife (5% Schwefel u. 5% Pittylen).
Pixavon, hell u. dunkel, in Orig.-Fl. (flüss. Teerseife).
Pituglandol siehe **Glandole.**
Pix liquid., Nadelholzteer; dickflüss. Masse; in Salbe, alkoh.
oder äth. Lösung 1—10%.
(Chron. Ekzeme, Psoriasis, Dermatomykosen.)
Teerpräparate: Ol. rusci, Birkenteer.

Rp. Ol rusci 5–10—20,0
Acid. salicyl. 5,0
Ol. ricini 10,0
Ungt. vasel. plumb. ad 100,0.
S. Teerrizinusbleivaseline. (Chron. Kopfekzeme.)

Rp. Ol. rusci 10,0
Sulf. praec. 20,0
Sap. virid. 30,0
Vasel. fl. 40,0.
S. Modifiz. Wilkinsonsalbe.
(Chron. hartnäck. Ekzeme.)

Rp. Ol. rusci 10,0
Spirit. vin. 90,0.
S. Wiener Teertinkt.

Rp. Acid. salicyl.
β-Naphthol ää 5,0
Ol rusci
Sap. virid. ää 10,0
Spirit. vin. ad 100 0.
S. Eichhoffsche Pinselung.

Rp. Ol. rusci 100,0
Spirit. saponato-kalin.
Aqu. dest. ää 75,0.
S. In dünnem Strahl dem Badewasser zusetzen f. Teerbäder.
(Neißer.)

Ol. cadini = Wacholderteer }
Ol. fagi. = Buchenholzteer } wie Ol. rusci.

Ol. lithantracis = Steinkohlenteer. (Zuweilen auch
im subcut. Ekzemstadium vertragen.)
(Ekzem mit reinem Steinkohlenteer einpinseln;
die entstehende Decke nicht entfernen, sondern
abblättern lassen und von neuem überpinseln!)
od. als 20% Paste (Milian).

Rp. Ol. lithantracis
Zinc. oxyd. ää 20,0
Vasalini
Lanolini ää 30,0.

Andere Teerpräparate: Anthrasol, Empyroform, Karboneol, Liantral, Liqu. carbon. deterg., Liqu. lithantracis Sack, Pinosol, Pitralon, Pittylen (s. d.).

Plumbum.
Aqua Plumbi (Bleiessig 1,0, Wasser 49,0). Nicht aufs Auge! Zu Umschlägen (Adstringens).

Liqu. Pl. subacetici, Bleiessig; 1 Teelöffel auf 1 Tasse Wasser. Zu Umschlägen (Adstringens).

Ungt. Plumbi (Bleiessig 1,0; Lanolin. anhydr. 1,0, Ungt. paraff. 8,0).

Plumb. acetic., Bleizucker; zu Injekt. 0,1—0,2% (Gonorrhöe).

Plumb. carbonic., Cerussa, Bleiweiß; Bestandteil von: Emplastr. cerussae; weißes, adstring., nicht haltbares Pflaster. (Verbrennungen.)

Ungt. cerussae (Cerussa 3,0, Ungt. paraff. 7,0).

Plumb. oxydat.; gelbes, in W. unlösl. Pulver; hiervon:
Emplastr. Lithargyri. (Diachylon.)
(Ol. olivar., Adip. suill., Plumb. oxyd. āā.)
Ungt. diachylon. (Hebrae.)
(Empl. diachylon + Ol. oliv. āā.) Recenter parat! (Zersetzlich!)
hierfür besser: Ungt. vaselini plumbic.

Ungt. Plumbi tannic. (Acid. tannic. 1,0, Liqu. Plumb. subacet. 2,0, Adip. suill. 17,0). Recenter paratur! (Verbrennungen, Decubitus.)

Poliersteine nach Schwenter-Trachsler (Schwanenapotheke, Hamburg).
Vorher Pernatrolseife 2—10 Min. einschäumen, dann 2—5 Min. polieren, abwaschen, dann Niveacreme (K. Unna). (Hypertrichos. barbae.)

Ponndorf-Impfstoff siehe **Hautimpfstoff Ponndorf.**

Posterisan (Dr. Kade, Berlin SO 26). Zäpfchen u. Salbe, die specif. Gegenstoffe gegen Bact. coli enthalten sollen. Orig.-Schachtel u. Tube. (Hämorrhoiden.)

Pranatol (Arcula, Rostock). Zimtaldehyd, Sagrotan u. Calc. carbonic (nach Unna).
Flaschen à 200 g; 2 × tgl. einreiben; 3 Tage lang. (Scabies.)

Preglsche Lösung siehe **Presojod.**
> Selbstbereitung nach Hermann:
> 6 g Krystallsoda in 30 dest. W. lösen, dann 3 g Jod allmählich unter Erwärmen auf höchstens 40° zusetzen, dann 4 g NaCl zufügen u. das Ganze auf 1 Lit. auffüllen.

Presojod Pregl (Chem. Fabriken Dr. J. Wiernik & Co., Berlin-Weidmannslust).
> Pregl'sche Lösung. Antisept. zur äußeren u. inneren Desinfektion.
> Presojod einfach 250, 500, 1000, 2500 ccm.
> „ konzentr. 50, 100, 250, 500 ccm.
> u. Ampullen à 1, 2, 10 u. 20 ccm.

Primal (Agfa) Haarfärbemittel.
> Orig.-Packung (1 Fl. Lös. A. u. 4 Röhrchen Entwickler B) mit Gebrauchsanweisung.

Prokutan-Präparate (Addy Salomon, Charlottenburg).
> Zur Herstellung fettloser Puder u. Pasten als Pastenstifte, Pastenblöcke, -pulver u. Wundpulver (Grundsubstanz ZnO in feiner Verteilung). Vorrätig mit den verschiedensten Zusätzen.

Propaesin (Fritzsche, Hamburg). Propylester der p-Amidobenzoesäure. Lokalanästheticum.
> Als Orig.-Salbe (15% Propaesin).
> Als Orig.-Streupulver (3% Propaesin).
> Als Hämorrhoidalzäpfchen (mit und ohne Chinosol).
> Als Orig.-Urethralstäbchen.

Prophylaktika:
> Antifekt (s. d.). (Gon. u. Lues.)
> Atena (s. d.). (Gon. u. Lues.)
> Caviblen (s. d.). (Gonorrhöe u. Lues.)
> Choleval (s. d.). (Gonorrhöe.)
> Delegon (s. d.). (Gonorrhöe.)
> Duanti (s. d.). (Lues.)
> Goluthan (s. d.). (Gon. u. Lues.)
> Memento (s. d.). (Gon. u. Lues.)
> Neißer-Siebertcreme (s. d.). (Lues.)
> Spirogon (s. d.). (Gonorrhöe u. Lues.)
> Prophylakt. Dr. Berg (Gebhardt & Co., Frankfurt). (Gonorrhöe u. Lues.)
>> Ferner: Samariter, Viro, u. a.

Protargol (Bayer, Elberfeld). Silbereiweißverbindung 8,3% Ag.
 Zur Injektion: 0,25—2%
 Zur Instillation: 5—10%
 Zu Blasenspülung: 1—2%
 Zur Abortivbehandl.: 4% (mit 2—3% } (Gonorrhöe.)
  Alypin oder Novocain nitr.)
 Zur Prophylaxe: 20% mit Glycerin
  (Einträufeln).
 Als Gleitmasse (nach Schindler):
  Agar sterilis. 2,5% (Merck) 40,0
  Mass. leni calore liquefact. adde Aqu. dest. 160,0
  post refigerat. consperge recenter Protargol 1,0.
   (Gonorrhöe.)
 Als Salbe: „Protargolwundsalbe" (10% P + 3% Cyclo-
  form). Orig.-Pack, in Tuben à 10 u. 30 g.
  oder: Rp. Protargol 1,5—3,0
   Solve in aqu. frig. 5,0
   tere c. lanolin. anhydr. 12,0
   Adde Vasel. fl. ad 30,0. (Ulc. crur., Lidekzeme usw.)
 Als Paste:
  Rp. Protargol 10—15,0
   Terr. silicea 5,0
   Glycerin. 65,0
   Magn. carbon. 15,0. (Ulc. crur.)
 NB. Protargolflecke: Entfernung aus Wäsche mit
  Ammoniak, von den Händen mit Jodkalilösung.
Protojoduret. hydrargyri siehe **Hydrarg. jod. flav.**
Protylin (Cewega). Phosphor-Eisenpräp.; Tabl. à 0,25 Nr. 100.
 Erwachsene 3 × tgl. 3—4, Kinder 3 × tgl. 1—3 Tabl.
 Auch als Eisenprotylin (mit 2,3% Fe) u. Bromprotylin
  (mit 4% BrNa).
Psoriasal (Dr. A. Bernard, Berlin C 49).
 20% Na. salicyl.-Lösung in Ampullen à 10 ccm (s. auch
  Natr. salicyl.). (Psoriasis.)
 Psoriasalpaste (ibid) = ¼% Chrysarobinzinkpaste.
Pulvis Liquiritiae comp. ½—1 Teelöffel ⎱ Leichte Abführ-
 3—4 × tgl. ⎰ mittel
Pulvis Magnesiae cum Rheo: 1 Messerspitze ⎱ (Kinderekzeme,
 3—4 × tgl. (sehr leicht! nicht mehr als ⎰ Acne usw.)
 10 g verschreiben!).
Pulvis salicylic. cum Talco (3% Salicyl). Schweißpuder.
   (Hyperidrosis.)

Pustsche Celluloidkapseln (Erich Koellner, Jena) in 3 Größen (am häufigsten Mittelgröße verwendbar) zur Behandl. der Cervix. (weibl. Gon.)

Pyhagen (Sächs. Serumwerke, Dresden). Trichophytievaccine nach Galewsky.

Amp.-Pack. = 8 Amp. à 1 ccm (1 : 50, 1 : 25, 1 : 20, 1 : 10).

Flaschen: 10% Extr. à 5 u. 10 ccm.

Intracutane Injekt. mit steigender Konzentration.

(Trichophytie.)

(Siehe auch Trichon, Trichophytin, Trichosykon.)

Pyocyanase (Sächs. Serumwerke, Dresden). Aus Pyocyaneus gewonnene Flüssigkeit; enthält bakteriolyt. u. proteolyt. Enzyme.

Orig.-Fl. zu 10, 50 u. 100 ccm.

Zur lokalen Behandlung (in Pyocyanase getränkte Tampons!). (Weibl. Gonorrhöe.)

Pyoktanin (Merck, Darmstadt); antisept. Farbstoff (Methylviolett).

Pyoktanin. coerul. (violett).

„ aureum (gelb).

Pur als Streupuder. (Ulcera.)

Pyoktaninstreupuder 2% } Orig.-Pack. à 50, 100 u.
„ 1% } 200,0. (Ekzeme, Lidekzeme.)

Als Salbe: 1—2%.

Als „Pyoktaninstift". (Ulcerationen d. Mundschleimhaut.)

Pyotropin (Lupusan-Ges. Altona).

Pinselung I u. II (Carbolsäure u. Ätzkali) } Gebrauchs-
dazu Salbe aus Salicylsäureglycerin. } anweisung
(Lupus vulg.) } liegt bei.

„Extaetol", ähnl. Zusammensetzung (Tätowierungen). (Gebrauchsanweisung liegt bei.)

Pyramidon (Höchst). Pyrazolon dimethylamidophenyl-dimethylicum. Max.-Dosis 0,5 pro dosi, 1,5 pro die. In 20 Teilen Wasser lösl.

Tabl. à 0,1 Nr. 20 u. 100; 2—3 Tabl. in ½ Glas Wasser lösen.

Tabl. à 0,3 Nr. XX; 1 Tabl. in ½ Glas Wasser lösen.

Pyrazolon phenyldimethylic. = **Antipyrin** (s. d.) Max.-Dosis 2,0 pro dosi, 4,0 pro die.

Pyrazolon phenyldisalicylic. = **Salipyrin.** Max.-Dosis 2,0 pro dosi, 6,0 pro die.

Pyrogallol siehe **Acid. pyrogallicum.**

Quercus cortex, Eichenrinde; an Stelle von Tannin. Dekokt von 1—2 Kilo auf 1 Bad. (Adstringens.)

Quillajae tinct.: keratolyt. als Zusatz zu Teertinkturen (Liqu. carbon. deterg.) u. Haarwässern.

Rp. Tinct. Quillajae 5,0
Spirit. lavendul.
Aqu. dest. āā 45,0
Glycerin. 2,0. (Kromeyer.)

Radiogen-Schlamm (Radiogen-Ges., Berlin).
1 Paket (zu 5 Kilo Schlamm ausreichend).
1 Sack („ 75 „ „ „).
Pulver wird mit heißem W. zu Schlamm verrieben, fingerdick aufgetragen und mit Tüchern bedeckt. Wirkungsdauer 1 St. (Radiumemanations-Wirkung.)
(Exsudate, Arthritis gon., Herpes zoster.)

Rapae oleum; Rüböl; billiger Ersatz für Olivenöl.
Z. B. Styrax u. Ol. rap. āā.

Rasierseifen (reizlose). Astra, Athrix, Kaloderma, Leosira (s. d.). (Folliculitis barbae.)

Ratanhiae Extr. Adstringens.

Rp. Extr. Ratanhiae 10,0
Thymol 0,5
Vasel. ad 100,0 (Oppenheim). (Ulc. crur.)

Ratanhiae Tinctura. 5—20% zu Mundwässern oder Pinselungen. (Stomatitis.)

Reargon (Kahlbaum, Berlin). Silbernitrat-Gelatose (Albargin)-Pflanzenglykosidverbindung.
Zu Injektionen 5% Lösung (zersetzlich).
Orig.-P. Fläschchen à 5 g. (Gonorrhöe.)

Regenerin (Weil, Frankfurt a. M.). Ovo-Lecithin-Mangan-Eisen.
Orig.-Fl. 500 g. 3 × tgl. 1 Eßl. nach dem Essen.
(Anämien.)

Regulin (Chem. Fabr. Helfenberg i. Sa.). Agar-agar mit Cascaraextr. Abführmittel.
  Orig.-Karton zu 50 u. 100 g. 2—3 × tgl. 1 Eßl. in Apfelmus oder Kartoffelbrei.
  Orig.-Tabl. à 20 St. 3—4 × 1 Tabl.
Reimers, Dr. Pasten u. Salben (Pharmazeutika A.-G. Wien-Graz.)

  Past. u. Ungt. Cupri Dr. Reimer } in Aluminiumtiegel
  ,,   ,,   ,,   Bismuthi   ,,   à 50 gr.
  ,,   ,,   ,,   Plumbi   ,,   Gebrauchsanweisung
  ,,   ,,   ,,   Argenti   ,,   liegt bei.
  (Ulcera.)

Renoform-Schnupfenpulver (Kahlbaum, Berlin). Adrenalinhaltig.
  Orig. 4 u. 9 g. (Nasenekzeme.)
Resantin siehe **Gonokokkenvaccine.**
Resistansalbe (Resistangesellsch. Berlin-Wilmersdorf); enthält Fe-Phosph.-Verbind.
  Soll granulationsbeförd. u. epithelis. wirken. (Ulcera.)
Resorbin (Agfa). Salbengrundlage aus Wachs und Mandelöl (nach Ledermann).
  Orig.-Dosen à 250 g u. Orig.-Tuben à 25 g.
  Ferner: Resorbincreme in Tuben à 25 g.
  Hg-Resorbin siehe Hydrargyrum
    in grad. Glastuben à 15 u. 30 g (33⅓%).
    à 25 u. 50 g (50%).
Resorcin (Dioxybenzol); weiße, in W., Alk., Äther lösl. Krystalle. Zersetzt sich leicht (in vitro nigro verordnen!). Reduktionsmittel.
  In schwacher Konzentration (1—2%) entzündungswidrig, anämisierend und antiseptisch.
  In starker Konzentration (5—40%) schälend.
  Pur: ätzend.
  a) In wäßr. Lösung (1—2%) 1—2 Eßl. 10% Lösung auf ¼ Liter Wasser. Zu Waschungen und Umschlägen. (Akute Ekzeme, Dermatitis.)
  b) In alkohol. Lösung (2—5%) als Haarspiritus. (Seborrhöe.)
  c) In wäßr. Lösung (0,5—1,0—2,0%) zu Injektionen. (Gonorrhöe, Cystitis.)

d) Als Zusatz zu Salben und Pasten 0,5—1—2%.
(Acne, Ekzeme, Ekz. seborrh.)

Rp. Resorcin alb. 0,1
Zinc. oxyd.
Bismut subnitr. āā 2,0
Ungt. leniens
Ungt. simpl. āā ad 20,0
(Neißer-Schäffer).

Rp. Resorcin. alb. 0,4
Sulf. praecip. 1—2,0
Zinc. oxyd.
Amyl. āā 4,0
Vasel. fl. am. ad. 20,0 (Schäffer).

Rp. Resorcin. 0,2
Carmin 0,05
Eucerin. anhydr. ad 10,0 (Unna). (Lippenekzem.)

e) Als Schälpaste: 20—40%.

Rp. Pasta Zinci
Resorcin. āā 40,0
Ichthyol
Vaselin āā 10,0 (Schälpaste n. Unna). (Acne.)
(Auch mit β-Naphthol- u. Schwefelzusatz!)

f) Resorcinguttaplaste siehe Guttaplast.
(Acne, Carcinom.)

Resorcinperkutol (Chem. Fabr. Reisholz b. Düsseldorf). 33,5% Resorcin u. 66,5% Salicylsäureester.
Orig.-Fl. 10 u. 30 g.
3—5—10 Tropfen auf die gewaschene u. getrocknete Fußhaut einreiben, anfangs tgl., später 1× wöch.
(Hyperidrosis.)

Rhenoplast (Blank, Bonn). Zinkkautschukpflaster.

1 m lang, 18 cm breit ⎫
5 ,, ,, 18 ,, ,, ⎬ in Pappdosen.
5 ,, ,, 30 ,, ,, ⎭

5 m u. 10 m lang von 1¼—10 cm Breite auf Spulen.

Rhodaform (Dr. Schmitz, Breslau). Hexamethylentetramin u. Methylrhodanid.
Orig.-Tabl. à 0,5 Nr. XX. 3× tgl. 1—2 St. (Cystitis.)

Rhois Extr. aromat. 3× tgl. 6 Tropfen. (Enuresis.)

Ricini Oleum. Äußerlich als Zusatz zu Haarspiritus 0,5—5% u. Salben (5—10%). (Wird nicht ranzig!)

Ringersche Lösung:

Rp. Natr. chlorat. 7,5
Calc. chlorat. 0,2
Kal. chlorat. 0,1
Aqu. dest. ad 1000,0.
S. tgl. 200 ccm subcutan unter die Oberschenkelhaut bis zur Gesamtmenge von 2000 ccm (10 Injektionen).
(Schwangerschaftsdermatosen, Urticaria.)

Ristin (Bayer, Elberfeld). 25% alkohol. Glycerinlösung des Monobenzoesäureester des Äthylenglykols. Farb- und geruchlos.
1 Orig.-Fl. S. 3 Tage lang abends einreiben, Bad. (Scabies.)
Rivanol (Höchst). Salzs. Äthoxydiaminoakridin nach Morgenroth — stark baktericid.
Orig. 10, 25, 50 u. 100 g. Tabl. à 0,1 20 Stück.
Zu Injektionen: 1 : 2000—1 : 500.
(Abscesse, Karbunkel, Ulc. molle, Gonorrhöe.)
1 : 4000, hiervon 20—40 ccm zur Umspritzung von Gelenken u. Hoden nach vorheriger Novocainanästhesie. (Gon. Arthritis, Epididymitis.)
Äußerlich: $1^0/_{00}$—1% zu Umschlägen.
0,5% alkohol. Lös. zu Pinselungen.
1% zu Trockenpinsel., Salben u. Pasten.
(Pyodermien.)
Rosarum Aqua mit Glycerin āā gegen aufgesprungene Hände. Ferner als Zusatz zu Haarwässern.
Rosarum Oleum, Rosenöl; 1 Tropfen zu 100 ccm (als Zusatz zu Haarspiritus.)
Rosatum Unguentum = Adip. suill. 50,0, Cera alb. 10,0, Aqu. rosar. 5,0. (Kosmet. Creme.)
Rusci Oleum siehe **Pix.**

Sabadillae, Acetum, siehe Acetum; Läuseessig. (Veratrinhaltig.)
Unverdünnt zu Kopfkappen bei Kopfläusen. (Vorsicht bei starken Erosionen! Resorption!)
Sabinae Summitates, Sadebaumspitzen.
āā mit Alumen ust. (Spitze Kondylome.)
Sabromin (Bayer, Elberfeld). Dibrombehensaures Calcium.
Orig.: 20 Tabl. à 0,5. 2—4 × tgl. 2 Tabl. nach d. Essen.
(Erregungszustände.)
Sagrotan (Schülke & Mayr, Hamburg). Chlor-Xylenol-Sapokresol. Schwach riechende, rel. ungiftige Flüssigkeit. Antisepticum.
Zu Waschungen und als Zusatz zu Schüttelpinselungen (Unna). (Pyodermien.)
Grotan-Tabl. 1 Orig.-Röhrchen. Desinfektionsmittel in Tablettenform (1—5 Tabl. auf 1 Liter Wasser). (Ungiftig. Ersatz für Sublimat- u. Lysollösungen.)

Sajodin (Höchst). Tabl. à 0,5, 20 St. 3—4 × tgl. 2 Tabl. (1 Stunde nach dem Essen). Ersatz für Jodkali. (Lues.)

Salbengrundlagen (siehe die betreffenden Substanzen).

Adeps lanae anhydr. (Lanolin anhydr.)	Mitin
	Mollentum basic.
Adeps lanae c. aqua (Lanolin)	Mollin
Adeps suill. benzoat. (1 Benzoesäure, 50 Schweinefett)	Nafalan
	Naftalan
Casein. Ungt. s. Ungt. caseini	Novalan
Cera alb. et flava	Novitan
Cerum Ungt. (C. fl. 3,0, Ol. oliv. 7,0) s. Ungt. cereum	Oesypus
	Paraffin
Ceratum cetacei	PlumbiUngt. u. Pl. tannic. Ungt.
„ „ rubr.	Procutan
Dermosapol	Resorbin
Epithelan	Rosat. Ungt.
Eucerin	Sapalcol
Eumattan	Sap. medicat.
Euvaseline	Sebum ovile
Fetron	Unguenta
Gadose	Vaseline
Glycerini Ungt.	Vasenol
Kaolin	Vasogen
Laneps	Vasopolentum
Lovan	Velopurin
Mattan	Viscolan.

Salbenmulle (Beiersdorf & Co., Hamburg) nach Unna. Schmiegsame, mit Salbe einseitig oder zweiseitig bestrichene Verbandmulle.

Arzneimittelgehalt	Einseitig	Doppelseitig
Acid. boric. 10,0	Nr. 1015	Nr. 2015
Acid. carbolic. 5,0	Nr. 1007	Nr. 2007
Acid. carbol. 5,0 Empl. Lithargyri	Nr. 1002	Nr. 2002
Hg. oxyd. rubr. 5,0 Zinc. oxyd. 10,0	Nr. 1012	Nr. 2012
Ichthyol 2,0, Zinc. oxyd. 10,0	Nr. 1018	Nr. 2018
Zinc. oxyd. 10,0	Nr. 1011	Nr. 2011
Sulf. praec. 5,0 Zinc. oxyd. 10,0	Nr. 1021	Nr. 2021

Salbenstifte nach Unna (Beiersdorf & Co., Hamburg); aus Wachs, Wollfett u. Arzneistoff.

Nr. 1304. Acid. salicyl.	10%	
Nr. 1307. Canthariden	0,5%	
Nr. 1309. Chrysarobin	30%	In Metallhülsen
Nr. 1320. Hg. bichlor.	1%	mit verschiebbarem
Nr. 1321. ,, ,,	10%	Boden.
Nr. 1311. Hydr. oxyd.	5%	
Nr. 1322. Sulf. praec.	20%	
Nr. 1323. Zinc. chlorat.	20%	

Saliformin (Merck, Darmstadt). Hexamethylentetraminsalicylat. Weißes, wasserlösl. Pulver. 0,5—1,0 mehrmals tgl. (Cystitis.)

Saligallol (Knoll, Ludwigshafen). Pyrogalloldisalicylat. Harzige Masse, in Chloroform u. Aceton lösl.

    Rp. Saligallol 2—15,0
        Eugallol 1—40,0
    Aceton ad 100,0. (Psoriasis, chron. Ekzem.)

Salimbin (Teichgräber, Berlin). Pyrazolon phenyldimethylsalicyl. 0,5 + Yohimb. 0,0025.

Orig.-Tabl. Nr. XII. (Dysmenorrhöe.)

Salipyrin (Riedel, Berlin). Antipyrinsalicylat.

Orig.-Röhrchen mit 10 Tabl. à 1,0 oder 10 u. 20 Tabl. à 0,5.

S. 3—4 × tgl. 1,0 pro die in Wasser. (Dysmenorrhöe.)

Salit (Heyden, Radebeul). Salicylsäurebornylester.

Pur oder mit Ol. oliv. āā zu Einreibungen.

Orig.-Fl. à 35 u. 70 g. (Tendovaginitis, Eryth. nodos.)

Salocreol (Heyden, Radebeul). Salicylsäurekreosotester.

Tgl. mehrmals mit der unverdünnten Substanz einpinseln (5—20 g pro die).

Orig.-Fl. à 25, 50 u. 100 g. (Scrofuloderma, Drüsenpakete.)

Salol: Phenyl. salicylic.; in W. fast unlösl., in Alk., Äth., Chlorof. leicht lösl. Spaltet sich im Darm in Salicyl u. Phenol.

Innerlich: 3 × tgl. 0,5—1,0. (Cystitis.)

Als Mundwasser: 3—6% in Spirit. (1 Teelöffel auf 1 Glas Wasser).

Als Streupuder: pur. (Ulcera, Decubitus.)

Als Salbe: 3—5%. (Urticaria.)

Salophen (Bayer, Elberfeld). Acetyl-p-amidosalol.

Tabl. à 0,5 Nr. X. 3 × tgl. 1—2 Tabl. (Urticaria.)

Salosantal (Dr. Haller, Schöneberg). 33⅓% Lösung von Salol in Ol. santali.
10—20 Tropfen auf Zucker nach dem Essen.
(Gonorrhöe, Cystitis.)
Saluferin-Zahnpaste: enth. 5% Isoform (s. d.). (Stomatitis.)
Salvarsan-Präparate:
Salvarsan (Höchst). Dioxyamidoarsenobenzoldichlorhydrat; 606; Altsalvarsan. Gelbes Pulver von stark saurer Reaktion, wasserlösl.; an der Luft an Giftigkeit rasch zunehmend. ca. 34% As.
Bereitung der Lösung:
a) 1 Teil Salv. mit 60—80 Teilen frisch redestill. Wasser lösen (zu 0,4 Salv. also ca. 25—30 ccm Wasser). (Siehe auch „Ampullenwasser".)
b) Mit 15% Natronlauge alkalisieren (Präzisionspipette). Man braucht:

auf 0,4 Salvarsan = 0,76 NaOH (15%) = 15—16 Tropfen.
„ 0,3 „ = 0,57 „ „ = 12 „
„ 0,2 „ = 0,38 „ „ = 8 „
„ 0,1 „ = 0,19 „ „ = 4 „
„ 0,05 „ = 0,09 „ „ = 2 „

c) Die alkalisierte Lösung mit 0,5 steriler Kochsalzlösung (aus frisch redestill. Wasser bereitet) verdünnen.
(Auf 0,1 Salvarsan ca. 50 ccm Gesamtflüssigkeit.)
d) Fertige Lösung sofort und ohne Erwärmen intravenös infundieren.

Dosierung:

	Gesamtdose pro Kur
Männer: 0,3 —0,4 pro dosi	ca. 3—4 g
Frauen: 0,2 —0,3 „ „	„ 2—3 g
Kinder: 0,1 —0,2 „ „	„ 1 g
Säugl.: 0,01—0,05 „ „	„ 0,5 g
(pro Kilo Körpergewicht: 0,005—0,0075)	

Pausen zwischen den einzelnen Salvarsaninfusionen: 5—10 Tage.
Behandl. nach Scholtz: 2 Tage lang 2 mal tgl. 0,2—0,3. Wiederholung in Abständen von 4 Wochen (im ganzen 2—3mal). In der Zwischenzeit: Hg-Inunktionen.

Modifik. nach Klingmüller-Brock: 2 Tage lang 2mal tgl. 0,2—0,4 (in Abständen von 6—8 Stunden). Wiederholung in 1—2—3 Wochen.

Orig.-Pack.:

Dos. I	Dos. II	Dos. III	Dos. IV	
0,05	0,1	0,2	0,3	0,4	in Ampullen.

NB. Salv. intramuskulär: siehe „Joha" und Injektion Dr. Isaak.

Salv. lokal: 1 : 10 mit Glycerin oder Sirup (Unna). (Schleimhauterscheinungen.)

Gegen Kopfschmerzen nach Salvarsan: 0,3 Pyramidon.

Gegen anaphylakt. Zustände: 0,5—1 ccm Sol. suprarenin 1 : 1000 subcutan.

Bei Dermatitis: siehe Afenil, Calc. chlorat., Natr. thiosulf.

Salvarsannatrium: Natriumsalz des Altsalvarsans; löst sich in W. mit alkal. Reakt.

Bereitung der Lösung: Auf 0,1 g Salv. Natr. je 1—2 ccm frisch redest. Wasser oder 0,4% Kochsalzlösung unerwärmt, sofort intravenös injizieren! Für intramusk. Injekt. (evtl. Infiltrate!) 5% wäßr. Lösung.

Dosierung:

0,05 Altsalv. = 0,075 g Salv.-Natrium
0,1   „   = 0,15 g „   „   = Dos. I.
0,2   „   = 0,3 g   „   „   = „ II.
0,3   „   = 0,45 g „   „   = „ III.
0,4   „   = 0,6 g   „   „   = „ IV.

		Gesamtdose pro Kur
Männer: 0,45—0,6	pro dosi	ca. 4—5 g
Frauen: 0,3 —0,45	„ „	„ 3—4 g
Kinder: 0,15—0,3	„ „	„ 1—2 g
Säugl.: 0,03—0,075	„ „	„ 0,5—1 g
(pro Kilo Körpergewicht: 0,0075—0,015)		

Orig. Packungen: 0,045, 0,075, 0,15 (Dos. I), 0,3 (Dos. II), 0,45 (Dos. III), 0,6 (Dos. IV).

Neosalvarsan: dioxydiamidoarsenobenzol-m-methansulfins. Na; in W. neutral lösl.

Bereitung der Lösung:
 Für intravenöse Infusion: je 0,15 Neosalv. : 25 ccm 0,4% Kochsalzlösung.
 Für intravenöse Injektion: für 0,3 Neosalv. = ca. 4 ccm, für 0,45—0,6 = ca. 6—8 ccm frisch redestill. Wasser (s. auch „Ampullenwasser") [evtl. auch abgekochtes Leitungswasser].
 Für intramuskul. Inj. siehe Lyarsan.
 Lösungen nicht erwärmen, sofort injizieren.

Dosierung:
 0,05 Salvarsan = 0,075 Neosalv.
 0,1   „   = 0,15   „   = Dos. I.
 0,2   „   = 0,3   „   = „ II.
 0,3   „   = 0,45   „   = „ III.
 0,4   „   = 0,6   „   = „ IV.

	Gesamtdose pro Kur
Männer: 0,45—0,6 Neosalv. pro dosi	ca. 4—5 g
Frauen: 0,3 —0,45 „ „ „	„ 3—4 g
Kinder: 0,15—0,3 „ „ „	„ 1—2 g
Säugl.: 0,03—0,075 „ „ „	„ 0,5—1 g
(pro Kilo Körpergewicht: 0,0075—0,015)	

Orig.-Pack.: 0,045; 0,075; 0,15, Dos. I (blau); 0,3, Dos. II (gelb); 0,45, Dos. III (rot); 0,6, Dos. IV (grün).

NB. Einzeitige Neosalvarsan-Hg-Behandlung nach Linser:
 Neosalv. in ca. 6 ccm steril. Wasser lösen, 1—2 ccm einer 1% Sublimatlösung (0,01—0,02) nachziehen, umschütteln, schwarzgrüne Färbung — intravenös injizieren.

Einzeitige Neosalvarsan-Hg-Behandlung nach Bruck:
 Neosalvarsandose in ca. 6 ccm Wasser lösen, in 10 ccm Rekordspritze aufziehen, den halben oder ganzen Inhalt einer Novasurolampulle (0,03 bzw. 0,06 Hg) (s. d.). nachziehen — umschütteln — olivgrüne Färbung — intravenös injizieren.

Schema nach Bruck:

Männer: I. Injekt.: 0,45 Neosalv. + ½ Novasurolampulle (1 ccm = 0,03 Hg).
  Nach 5 Tagen:
  II. Injekt.: 0,6 Neosalv. + 1 ganze Novasurolamp. (2 ccm = 0,06 Hg) und so fort in 5—6 täg. Intervallen bis zu 7—9 Injekt. (Gesamtdose: 4—5 g Neosalv. + 0,4—0,5 Hg.)

Frauen: I. Injekt.: 0,3 Neosalv. + ½ Novasurolampulle (1 ccm = 0,03 Hg).
  Nach 5 Tagen:
  II. Injekt.: 0,45 Neosalv. + 1 ganze Novasurolamp. (2 ccm = 0,06 Hg) und so fort in gleicher Dose in 5—6 täg. Intervallen bis zu 7—8 Injekt. (Gesamtdose: 3—4 g Neosalv. + 0,4—0,5 Hg).

Kurschema (nach Bruck) bei **Frühlues**:

A. Dauernd seronegative Primärlues:
  I. Kur: 7—9 einzeitige Neosalv.-Novasurolinjekt. (s. oben). Wöchentliche Blutkontrolle (etwaige „positive Schwankung").
  6 Wochen Pause.
  II. Kur: 4—5 einzeitige Neosalv.-Novasurolinjekt. Abschluß der Behandlung:
  ¼ jährl. Blutkontrolle (bis 1½ Jahre nach Beendigung der II. Kur).

B. Seropositive Frühlues (und seronegative mit „positiver Schwankung").
  I. Kur: 7—9 einzeit. Neosalv.-Novasurolinjekt.; nach der letzten: Blutuntersuchung.
  6 Wochen Pause.
  II. Kur: 7—9 einzeit. Neosalv.-Novasurolinjekt. (vor der ersten u. letzten: Blutuntersuchung).
  Bei inzwischen eingetret. neg. Reakt.: 3 Monate Pause, dann:

III. Kur: 4—5 Neosalvarsaninjektionen (2—3 gr) intravenös und 5—10 Casbis- bzw. Bismugenolinj. intramuskulär. (0,5—1,0 Bi) (vor der ersten u. letzten: Blutuntersuchung).
Abschluß der Behandlung. ¼jährl. Blutkontrolle (bis 2 Jahre nach der letzten Kur).
Einzeitige Neosalvarsan-Hg-Behandlung mit Cyarsal und Embarin (s. d.).

Silbersalvarsan: Natr.-Salz des Silber-Dioxydiamidoarsenobenzol (22,5 As + 14% Ag). Durch Silber aktiviertes Altsalvarsan (nach Kolle).

(0,1—0,3 Silbersalvarsan entsprechen im Heilwert etwa 0,3—0,6 Neosalvarsan.)

Bereitung der Lösung:
Auf 0,1 Silbersalv. = 10 ccm redest. steril. Wasser.
„   0,2—0,3   „   = 20 „   „   „   „
Nicht erwärmen, sofort u. langsam injizieren (Glasspritzen!).

Dosierung: Erste Injekt.: 0,05—0,1 (Dos. I u. II); dann weiter alle 3—7 Tage:
Männer: 0,3 (Dos. IV).
Frauen: 0,25 (Dos. III).
(Säugl.: 0,003—0,006 pro Kilo Körpergewicht.)

Gesamtdose pro Kur: bei reiner Silbersalv.-Behandl. (ohne Hg): ca. 1,75 g Silbersalv.; bei kombin. Silbersalv.-Behandl. (mit Hg): ca. 1,2—1,5 Silbersalv.

Orig.-Pack.: 0,05 g = Dos. I.
0,1 g = Dos. II.
0,15 g
0,2 g
0,25 g = Dos. III.
0,3 g = Dos. IV.

Neosilbersalvarsan: durch Silber aktiv. Neosalvarsan, leicht lösl. u. langsam zersetzlich.
Technik wie Neosalv.; auch f. einzeitige Neosilbersan-Hg-Behandl. geeignet.
Dosen u. Orig.-Pack.: 0,2; 0,3; 0,4; 0,45.

Sulfoxylatsalvarsan: 5% stabilisierte Lösung des p-Arsenophenyldimethylaminopyrazolonsulfoxylat. (As-Gehalt der trockenen Subst. 20%).
 In gebrauchsfert. Ampullen iv. u. intramusk. (1—2— 4 ccm.) (Invet.Lues, Paralyse usw.)

Salviae folia: Adstringens.
> Rp. Inf. fol. Salviae 25,0/180,0
> Natr. bicarbonic. 10,0.
> Zum Gurgeln. (Stomatitis, Soor.)

Salyrgan (Höchst). Anlagerungsprod. von Hg-Acetat an Salicylallylamid-o-essigs. Na.
 10% Lös. intravenös u. intramusk.
 Orig. 5 u. 10 Amp. à 1 u. 2 ccm. (Lues.)

Santali Oleum ostind.: mehrmals tgl. 10—30 Tropfen oder 0,2—0,5 in Kapseln. (Gonorrhöe.)

Santonini, Trochisci à 0,025 Nr. X. 2—3 St. pro die (Max.-Dos. 0,1 pro dosi, 0,3 pro die). (Oxyuriasis.)

Santyl (Knoll, Ludwigshafen). Salicylester des Sandelöls. Hellgelbes Öl.
 3 × tgl. 20—30 Tropfen in Milch oder auf Zucker nach dem Essen oder 3 × tgl. 2 Kapseln à 0,4.
 1 Orig.-Fl. à 15 g; 1 Orig.-Schachtel mit 30 Kapseln à 0,4.
 (Gonorrhöe, Cystitis.)

Sapalcol (Wolff jr., Sapalcolvertrieb, Breslau X). Salbenart. Spiritusseife in Tuben (nach Blaschko).
 Orig.-Tuben:
  Sapalcol pur und:
  ,, ,, c. Aqu. coloniens.
  ,, ,, c. Ol. rusci 10% u. 20%.
  ,, ,, c. Liqu. carb. deterg. 10%.
  ,, ,, c. Resorcin. 5%.
  ,, ,, c. Acid. salicyl. 3%.
  ,, ,, c. Acid. carbolic. 5%.
  ,, ,, c. Bals. peruvian.
  ,, ,, c. Sulf. 5 u. 10%.
  ,, ,, c. Naphthol 5%.
  ,, ,, c. Tumenol 10%.
  ,, ,, c. Anthrasol 10%.
  ,, ,, c. Ichthyol 10%.
  ,, ,, c. Afridol.

Salpacolsandstaubseife (in Tube). Sapalcolzahnpaste.
(Ekzem, Psoriasis, Dermatomykosen, Acne.)
Sapene (Krewel, Köln). Flüss. Seifen von starker Penetrationskraft:
Orig.-Gläser mit:
Salicyl-Sapen 10 u. 20%. (Sclerodermie.)
Jod-Sapen: 1, 3, 6, 10, 20 u. 30%. (Dermatomykosen.)
Formaldehyd-Sapen: 5 u. 10%. (Hyperidrosis.)
Kreosot-Kampfer-Sapen (je 10%). (Lupus.)
Peru-Naphthol-Sapen (10% bzw. 5%). (Scabies.)
Sapo kalin. (viridis): weiche, stark alkal. Seife, in W. u. Alkohol lösl. Stark keratolytisch.
Pur: (Acne dorsi.)
Ferner als Salbenzusatz zu Schälpasten (s. Sulfur u. Resorcin).
Sapolentum Hydrargyri (B. Hadra, Berlin). $33\frac{1}{3}\%$ Hg-Kaliseife in Gelatinekapseln. Schachtel à 10 Kapsel zu 3—4—5 g. (Schmierkur: Lues.)
Sapo medicatus, mit NaOH verseiftes Ol. olivar; neutrale in W. u. Alk. lösl. Seife (Salbengrundlage).
Sarhysol (Bernard Nachfl., Berlin). As-Hg-Präparat mit 50,3% Hg u. 25,6% As in Ampullen.
Tgl. oder jeden 2. Tag 2 ccm intramuskulär.
Orig.-Schachtel mit 20 Ampullen à 2 ccm. (Lues.)
Sarsaparillae Radix als:
Decoct. Zittmanni compos. (enthält Kalomel) (s. auch „Zittmannin").
„ Sarsaparill. fortius.
„ „ mitius.
S. Morgens 250—300 g warm, abends 250—300 g kalt zu trinken; blande, knappe Diät. (Lues.) Oder:

Rp. Decoct. Sarsapar. 150,0
Kal. jodat. 7,5
Hydrarg. bijodat. rubr. 0,1
Sirup. simpl. 20,0.
S. 3 × tgl. 1 Likörglas.

Scaben (Temmler, Detmold). Perubals.-Benzoes.-Salicylpräparat.
1 Orig.-Fl. (Scabies.)
Scabifug (Max Hahn, Berlin). 7,5% Kresol, 12,5% Sulf. enth. Salbe in Orig.-Tub. (Scabies.)

Scabisapon (Dr. Müller, Berlin C., Kreuzstr. 3). 20% Sulf., 0,01% Nikotin. Seifensalbe. Tube à 50 g. (Scabies.)

Scharlach R. Farbstoff in Salben à 50 g (siehe Amidoazotoluol, Pellidol, Perincosalben).

Schieferöl (Juraölschieferwerke, Stuttgart); billiger Ersatz für Ichthyol. (Epididymitis.)

Sebum ovile, Hammeltalg; leicht zersetzl. Salbengrundlage.

Sebum salicylatum (Acid. salicyl., Acid. benzoic. āā 2,0, Sebum ovile ad 100). Haltbarer. (Hyperidrosis.)

Sedobrol siehe **Brompräparate.**

Seifen:
  Afridol (s. d.) (Bayer, Elberfeld).
  Albumose (nach Delbanco) (Schwanenapotheke, Hamburg). (Albumosenkopfwasser s. „Hornol".)
  Anthrasol 5 u. 10% (Stiefel, Offenbach).
  Bassisseife (Beiersdorf, Hamburg).
  Benzoe 5% (Beiersdorf, Hamburg oder Berger [Fa. Hell, Neiße] oder Lauterbach, Breslau).
  Bimstein (Beiersdorf, Hamburg; Bergmann, Waldheim).
  Borax (Beiersdorf, Hamburg; Berger, [Fa. Hell, Neiße]; Lauterbach, Breslau).
  Bromocoll (Agfa).
  Caramba (Max Elb, Dresden); kolloid. Schwefel.
  Chrysarobin 5% (Beiersdorf, Hamburg).
  Creolin 5% (Beiersdorf, Hamburg).
  Formaldehyd 5% (Beiersdorf, Hamburg).
  Fermentin (Dreuw) (Heyer & Co., Hamburg).
  Glycerinseife, flüssig (Scherings grüne Apotheke, Berlin).
  Kamillenseife, flüssig (Scherings grüne Apotheke, Berlin).
  Karbol (Berger, Fa. Hell, Neiße, od. Lauterbach, Breslau).
  Kasea (Mielck, Schwanenapotheke, Hamburg); flüssig u. fest.
  Keramin (s. d.) (Töpfer, Leipzig).
  Kinderseife, zentrifug. (Heine, Köpenick).
  Kinderseife (Berger, Fa. Hell, Neiße).
  Lanolin 5% (Beiersdorf, Hamburg).
  Levurinose (Blaes, Lindau).
  Liantral 5% (Beiersdorf, Hamburg).
  Liantral mit 1% Menthol (Beiersdorf, Hamburg).

Seifen.

Liantral mit 10% Schwefel (Beiersdorf, Hamburg).
Lysol 5% (Beiersdorf, Hamburg; Schülke & Mayr, Hamburg).
Markasit 5% Bi-oxychlorid (Beiersdorf, Hamburg).
Marmor 20% (Beiersdorf, Hamburg).
Marmor mit Schwefel 10% (Beiersdorf, Hamburg).
Marmor mit Sublimat 1% (Beiersdorf, Hamburg).
Marmorwachsseife (nach Schleich).
Naphthol-Resorcin-Salicyl (Beiersdorf, Hamburg).
Naphthol-Resorcin-Schwefel (Beiersdorf, Hamburg).
Nikotianaseife (s. d.) (Menzel).
Nivea (Beiersdorf, Hamburg).
Pernatrol (s. d.) (Schwanenapotheke, Hamburg).
Perubalsam (Beiersdorf, Hamburg; Bergmann, Waldheim).
Peruol (Agfa).
Pittylen 2 u. 10% (Lingnerwerke, Dresden).
Resorcin 5% (Beiersdorf, Hamburg).
Resorcinsalicyl (Beiersdorf, Hamburg).
Resorcinsalicylschwefel (Beiersdorf, Hamburg; Bergmann, Waldheim).
Resorcinschwefel (Beiersdorf, Hamburg).
Salicylsäure 5% (Beiersdorf, Hamburg).
Salicylsäure u. Schwefel 10% (Beiersdorf, Hamburg).
Salicylsäure, Schwefel u. Teer 5% (Beiersdorf, Hamburg; Bergmann, Waldheim).
Salicyl-Kaliseife 5 u. 10%. Salbenkonsistenz (Lauterbach, Breslau).
Sapo mercurialis (Helfenberg i. Sa.).
Sapo mercurialis unguinosus (Beiersdorf, Hamburg).
Sapolentum Hg. (s. d.).
Sublimat (Beiersdorf, Hamburg; Bergmann, Waldheim).
Terpestrol (s. d.).

Ichthyolseifen: 5, 10 u. 15% (Beiersdorf, Hamburg; Bergmann, Waldheim).
Ichthyol-Resorcin (Beiersdorf, Hamburg).
Ichthyolschwefelteer (Beiersdorf, Hamburg).
Ichthyol-Anthrasol (Stiefel).
Ichthyol-Anthrasol-Schwefel (Stiefel).
Ichthyolkaliseife 10 u. 20%. Salbenkonsistenz (Lauterbach, Breslau).

Schwefelseifen (s. auch Caramba):
  Schwefelcarbolteer (Hageda, Berlin).
  Schwefelichthyol (Stiefel).
  Schwefelmilch 10% (Beiersdorf u. Bergmann).
  Schwefelpittylen 5% (Lingnerwerke).
  Schwefelpittylenkali (Lingnerwerke).
  Schwefelsalicylfermentin nach Dreuw (Heyer & Co., Hamburg).
  Schwefelseife Berger (Fa. Hell, Neiße) [auch Schwefelmilch- u. Schwefelteerseife].
  Schwefelseife (Stiefel).
  Schwefelseife nach Eichhoff (Mühlens, Köln).
  Schwefelsandseife (Lauterbach, Breslau).
  Schwefelseife u. Schwefelteerseife, flüssig (Scherings grüne Apotheke, Berlin).
  (Siehe auch Quellsalzseifen.)
Teerseifen:
  Pixavon, hell u. dunkel (Lingnerwerke, Dresden).
  Teerseife, fest 5% (Beiersdorf u. Bergmann) und 40% (Berger, Fa. Hell, Neiße).
  Teerseife, flüssig (Beiersdorf).
  Teerseife, flüssig, hell u. dunkel (Scherings grüne Apotheke, Berlin).
Thymolseife 3% (Lauterbach, Breslau).
Wachsmarmorseife, Blechdosen à $1/_5$, $1/_2$, 1, 5 kg.
  Tuben à 100 g (Chem. Fabrik Schleich, Berlin).
Quellsalzseifen:
  Kreuznacher: Jodbromsodaseife I.
              Jodbromschwefelseife II.
              Jodbromsodaseife III.
              Jodbromteerseife IV.
  Tölz-Krankenheil: Jodquellsalzseife.
  Nenndorfer: Schwefelseife 16 u. 35%.
  Aachener: Schwefelseife.
            Thermalseife (durch Stock & Kopp A. G., Düsseldorf).

Semori (Luitpoldwerke, München). CO_2 entwickelnde Tabl. Röhre à 12 St. (Antikonzipiens.)

Sicherheitsovale (B. Hadra, Berlin). Vaginalkugeln aus Chinosol, Borsäure, Chinin u. Kakaobutter. (Nur gegen Rezept an Ärzte!)
Orig.-Schachtel. (Antikonzipiens.)
Sipon (Bayer, Elberfeld). Dijodadipins. Wism., Tannin, Cykloform.
Orig. 8 Zäpfchen u. 1 Tube Cykloformsalbe.
(Hämorrhoiden.)
Solarson (Bayer, Elberfeld). Ammoniumsalz der Heptinchlorarsinsäure (30% As). As-Präparat für subcutane Injekt., jeder ccm = 0,003 As.
Stärke I = 12 Ampullen à 1,2 ccm.
„ II = 12 „ à 2,2 ccm.
S. tgl. 1 ccm subcut. oder intramusk.; nach 12 Tagen eine Woche Pause, dann Wiederholung, evtl. mit Stärke II. (Ekzeme, Psoriasis, Acne, Lichen ruber.)
Solveol (Heyden); neutrale Kresollösung (25%) pur.: Furunkel u. Trichophytie, oder 3—5% Salben.
Fl. à 100, 500 u. 1000 g.
Solvitren (Passek & Wolf, Hamburg); durch Cu akt. Bi-Salz zur intraven. Inj.
Orig. 10 Amp. à 5 ccm. (Lues.)
Sophol (Bayer, Elberfeld). Formonucleinsäure mit 20% Ag; licht- u. wämeempfindlich.

> Rp. Sophol 0,3—0,5
> Aqu. dest. frig. 10,0
> Filtra!
> D. in vitr. nigr.
> S. Augentropfen! (Conjunct. gonorrhoica.)

Sorbismal (Agfa, Berlin). 10% Susp. von element. Bi.
Fl. à 12 u. 60 ccm.
Ampullen à 1,2 ccm. (Lues.)
Sozojodol-Präparate (Trommsdorf, Erfurt). Dijodparaphenolsulfonsaures Na, K, Hg u. Zn.
Sozojodol-Kalium: weißes, geruchloses, in W. schwer lösl. Pulver. (Ulcera.)
Sozojodol-Natrium: wie Kalium, aber in W. leicht lösl.
Als Pulver zu Einblasungen. (Schleimhautlupus.)
In wäßr. Lösung: 3—6%. (Urethritis.)
1%. (Cystitis.)

Sozojodol-Zincum: in W. leicht lösl.
 Als Puder: 1—3%. (Ekzeme.)
 In Lösung: ½—1—2%. (Urethritis.)
Sozojodol-Hg-(Merjodin): internes Hg-Präparat.
 Orig.-Pack.: 50 Tabl. S. 3× tgl. 1—4 Tabl.
 Sozojodol-Hg-Salbe 1% = „Makabin". (Ulc. crur.)
Species lignorum: Holztee (Lign. Guajaci u. Sassafrass.).
 2 Eßl. + 1 Eßl. Fol. Sennae auf 6 Tassen Wasser; auf 4 Tassen einkochen u. tagsüber trinken. Diaphoretisch u. abführend. (Lues.)
Spermin-Essenz (Freund & Redlich, Berlin). Für inneren Gebrauch.
 Fl. à 30 ccm; 3× tgl. 20—30 Tropfen. (Impotenz.)
Spermin-Essenz (Marke Behamed; B. Hadra, Berlin). Fl. à 30 g; tgl. 15—30 Tropfen mehrmals.
Spermin in Ampullen (Orig.-Pack. 4 Ampullen). Subcutan jeden 2. Tag.
Sphinkterol-Zäpfchen (Dr. Weil, Frankfurt a. Main). Calcium. Hamamelis, Novocain, Paraffin).
 Orig.Schachtel (auch „Ichthyol"-Sphinkterol).
  (Haemorrhoiden, Analekzem, Fissuren).
Spiritus dilut. = ca. 68 Vol.-%. Zu Verbänden, alkohol. Lösungen u. Pinselungen.
 2—5% als Zusatz zu Arg. nitr.-Lösungen (Schäffer).
  (Hartnäck. Gonorrhöefälle.)
Spiritus saponato-camphoratus zu hautreizenden Einreibungen.
Spiritus saponato-kalinus, keratolytisch. (Seborrhöe, Acne.)
Spiritus vini = ca. 91 Vol.-% Alkohol.
Spiritus vini gallici, Franzbranntwein. Zu Kopfeinreibungen.
  (Seborrhöe.)
Spirobismol (Chem. Pharm. A.G., Bad Homburg). Bi-Präp. mit Jod u. Chinin.
 Fl. à 25, 40, 80 g.
  Einzelampullen à 1 u. 2 ccm.
 2 ccm Ampullen à 1, 6 u. 12 St. (Lues.)
Spirogon (Union, Berlin). Vuzinhaltige Salbe. (Prophylaxe.)
Spirosal (Bayer, Elberfeld). Monosalicylsäureester des Äthylenglykols; farbl., in Alk., Äther u. Öl lösl. Flüssigkeit.

Zu Einreibungen.
>Rp. Spirosal
>Spirit. rectif. āā 30,0.

Oder: Orig.-Spirosallös. „Bayer" (alkohol. Lösung 1 : 2).
(Tendovaginitis, Eryth. nod.)

Sprötol (Sproedt, Elberfeld). Schüttelpinselung mit Sulfur, β-Naphthol, Kresol, Chinosol.
3 Tage lang einpinseln; besonders für Krankenhausbehandlung geeignet (kleinste Versandmenge 4 Kilo).
(Scabies.)

Spuman (Luitpoldwerke, München). Stäbchen, die einen CO_2 enthaltenden Schaumkörper entwickeln, wodurch die Arzneistoffe größere Tiefenwirkung gewinnen sollen.

Styli à 1,0 Nr. XX. Für Vagina u. Rectum.
„ à 0,5 Nr. XXX. Für Cervix u. Urethra.
„ à 0,2 Nr. 40. Für Kinder.

Ferner in den 3 Formen mit folgenden Zusätzen:

Acid. tannic.	3%	Ichthyol	5%
Arg. nitr.	0,15%	Protargol	2%
Cocain.	1,5%	Zinc. sulf.	2%.
Hg. bichlor.	0,05%		

(Gonorrhöe.)

Siehe auch „Tampospuman".

Staphar (Zelluloidfabr. Eilenburg). Mast-Staphylokokken-Vaccine nach Strubell.

Orig.-Pack.: 5 u. 10 Ampullen à 1 ccm. Zu intramusk. Injekt. (Furunculose, Pyodermien.)

Staphylokokken-Vaccine: siehe Leukogen, Opsonogen, Staphar, Staphylosan, Staphylo-Yatren.

Ferner: Kalle (Biebrich).

Merck (Darmstadt):
Susp. I = 400 Mill. pro ccm je 5 ccm Flaschen.
„   II = 40 „   „   „   „ 5 „   „

Staphylosan (Sächs. Serumwerke, Dresden); polyv. Staphylokokken-Vaccine.

Orig.-Pack.: Karton A je 6 Ampullen zu 10, 20, 50, 100, 200, 500 Mill. pro ccm.
„   B 6 Ampullen à 100 Mill. pro ccm.
„   C 6   „   à 500 „   „   „

Ferner: Flaschen mit 5 ccm zu je 100 u. 500 Mill. pro ccm.
(Furunculose, Pyodermien.)

Staphylo-Yatren (Behringwerke, Marburg). Staph.-Vaccine in Yatrenlösung. Intravenös alle 3—4 Tage.
Orig.-Karton A 3 Amp. à 2,5 ccm Stärke 1—3.
             B 3 ,,   à 2,5 ,,   ,,   4—6.
             C 6 ,,   à 2,5 ,,   ,,   1—6.
Klin.-Pack. Fl. à 25 ccm St. 1—6.

Stibenyl (Heyden, Radebeul). 33% lösl. Antimonsalz.
Ampullen à 0,1, 0,2, 0,2; intramusk.
                              (Leishmaniosis, Kala-Azar.)

Stovarsol (Pharm. Versandhaus, Berlin NW 7). Acetyl-oxyamino-phenylarsinsäure. Int. Prophyl. u. Therapeut.
Fl. mit 14 u. 28 Tabl. à 0,25.
Höchstdose f. Erwachs. 4 Tabl. pro die. (Lues.)

Streptosan (Sächs. Serumwerke, Dresden); polyval, Streptokokken-Vaccine.
Karton mit 6 Ampullen à 1, 2, 3, 5, 10, 20 Mill. pro ccm.
                 (Streptokokkeninfekt., Erysipel.)

Strychnin. nitr. Max.-Dos.: 0,005 pro dosi; 0,01 pro die.
Extr. Strychni. Max.-Dos.: 0,05 pro dosi; 0,1 pro die.
Innerlich in Pillen:

Rp. Strychnin. nitr. 0,05	Rp. Extr. Cannab. ind. 0,5
Aqu. ferv. qu. s. ad solut.	Ergotin 2,5
Pulv. et rad. Liqu. āā 2,0	Extr. Nuc. vomic. 0,5
F. pil Nr. 30.	M. f. pil. Nr. 20.
S. 2—6—8 Pillen tgl. (Rabow.	S. Früh u. abends 1 Pille.

Subcutan: 0,05 Strychnin nitr. : 10 Aqu. dest.
Mit 1/5 Pravazspritze beginnen u. allmählich steigen.
(Siehe auch Astonin.)

Stylone (M.B.K.). Schmelzstäbchen zur Inj.
1. c. Hydr. metall. a) f. starke Kur: 12 Stäbchen c. 0,76 Hg
                      b) f. mittelstarke Kur: 12 Stäbchen
                         c. 0,57 Hg.
2. c. Hg. salicyl. u. Hg. metall.
    (Komb. Pack.: 6 Stäbchen c. Hg. sal.
                 6 ,,   c. Hg. metall.).
3. c. Hg. chlorat. 12 St. c. 0,76 Hg. chlorat.
4. c. Hg. thymolo-acetic. 18 Stäbchen c. 1,14 Hg. th. acet.

Stypticin (Merck, Darmstadt). Salicylsaures Kotarnin.
Orig.-Tabl. à 0,05 Nr. 10 u. 20. 3 × tgl. 1 Tabl.
                                  (Menorrhagien.)

Als Urethralstäbchen:
> Rp. Stypticin 0,03—0,04
> Gelatin. alb. 1,5
> M. f. bacill. urethr. D. tal. dos. Nr. X.
> (Harnröhrenblutungen.)

Als Gaze: 1 Orig.-Pack. = 5 g 3% Stypticingaze.
Zu Verbänden, nach Abtragung von Condyl. acuminata und Phimosenoperationen.

Styptogan (Riedel, Berlin). Paste aus Kal. permang., Holzkohle u. Vaseline; blutstillend.
In Orig.-Tuben. (Blutungen.)

Styptol (Knoll, Ludwigshafen); neutr. Kotarninphthalat.
Innerlich: Tabl. Styptol à 0,05 Nr. 10 u. 20. 3 × tgl. 2—3 Tabl.

Als Lösung:

> Rp. Styptol pulv. 1,0
> Sirup. simpl.
> Aqu. foeniculi āā 50,0
> S. 3 × tgl. 2 Teelöffel.
> (Menorrhagien, Blasenblutungen.)

> Rp. Styptol 1,0
> Aqu. dest. ad 50,0.
> (Zu Injekt. bei Blutungen in d. Urethra.)

Als Stäbchen: wie Stypticin.

Styrax, braune, klebrige, unangenehm riechende, in W. unlösl. Masse.
> Rp. Styrax liqu.
> Ol. rapar. āā 75,0.
> S. 2 × tgl. einreiben (3 Tage lang). (Scabies.)

Subcutin (Ritsert, Frankfurt a. M.). Anästhesinpräparat; weißes, wasserlösl., kochbeständiges ungiftiges Pulver. Zur Lokalanästhesie.
> Rp. Subcutin 0,3—1,0
> Natr. chlor. 0,7
> Aqu. dest. ad 100,0.
> S. Aufkochen! Zur Injekt. für lokale Anästhesie.

Sublamin (Schering, Berlin). Hg-Sulfat-Äthylendiamin (44% Hg). Ersatz für Sublimat, ist weniger toxisch als Sublimat und fällt Eiweiß nicht. $1\frac{2}{3}$ g Sublamin entspricht an Hg-Gehalt 1 g Sublimat.
Orig.-Tabl. à 1 g (10 u. 20 Stück).
Zur Händedesinfektion 1 : 1000.
Zu Vaginalspülungen 1 : 2000. }
Zu Blasenspülungen   1 : 5000. } (Gonorrhöe.)
Zu Injektionen (intramuskulär) 0,5—3,0/100,0. (Lues.)

Sufrogel (Heyden, Radebeul). 0,3% Schwefel-Gelatine-Suspension für intramusk. Injekt.
> Orig. 3 Ampullen à 1 ccm.
> 3   „   à 5 ccm.
> Alle 5—6 Tage steigend 0,2, 0,3—0,5.
> > (Arthrit. chron.; Psoriasis.)

Sulfidal (Heyden, Radebeul). Wasserlösl. kolloid. Schwefel (75% Sulf.).
> Als Lösung: 2—5—10% zu Gesichts- und Kopfwaschungen.
> Als Salbe, Paste u. Schüttelpinselung: 10—20%.
> > (Acne, Alopecia seborrh., Dermatomykosen, Strophulus, Prurigo.)
> z.B.:
> > Rp. Sulfidal 10,0
> > Aqu. dest. 70,0
> > Sap. virid. 30,0
> > Ol. Neroli gtt. II. (Weiche Seifenpomade bei fetten Haaren.)
> Orig. 25 u. 30 g.
> Sulfidalpaste. 25 u. 50 g in Orig.-Tube.

Sulfobadin (Helfenberg i. Sa.); org. Schwefelpräp. 7—8% Sulfur.
> Zu Bädern: Für Erwachsene 1 ganze Packung.
> > „ Kinder: ⅓—½ „
> Ferner: Fl. für 10 Vollbäder.

Sulfoid = kolloid. Schwefel, wie Sulfidal.

Sulfoliquid und Sulfofix (Chem. Werke Marienfelde/Berlin). SO$_2$ entwickelnd; flüssig und in Pulverform.
> > (Ulc. cruris.)

Sulfoform (Dr. Kaufmann, Berlin); lösl. Schwefelpräparat.
> Als 10% Öl. Orig.-Fl. à 30 g.
> Als 1 u. 2% Spiritus. Orig.-Fl. à 50 g. (Seborrhöe.)

Sulfur: depuratum.
> praecipitatum = Lac. sulf.
> sublimat. = Flor. sulf.

Als Puder:

Rp. Sulf. praec.
Amyl. āā
S. alle 2—3 Tage die Kopfhaut einpud. (Kromeyer).
(Seborr. oleosa.)

Rp. Sulf. praec.
Acid. boric.
Zinc. oxyd. āā (Jadassohn).
(Pyodermien.)

Als Schüttelpinselung:

Rp. Sulf. praec. 5–10,0
Zinc. oxyd.
Talc. venet. āā 20,0
Glycerin
Spiritus 50% āā ad 100,0.
(Acne.)

Rp. Sulf. praecip.
Glycerin.
Aqu. amygd. am. āā 25,0
Aqu. Calc. 50,0 (Herxheimer).
(Acne.)

Rp. Sulf. praecip. 10–20,0
Glycerin. 10,0
Spirit. ad 100,0.
S. 1 Teelöffel auf d. Kopfhaut einreiben (Kromeyer).
(Alopecia seborrh.)

Rp. Sulf. praecip.
Glycerin
Spir. āā 10,0
Acet. glaciale 2,0 (Zeißlsche Paste, Acne).

Rp. Sulf. praecip. 1,0
Spirit. camphorat.
Spirit. Lavend. āā 2,0
Spirit. coloniens 4,0
Aqu. dest. 60,0.

Rp. Sulf. praecip. 12,0
Camphor. 1,0
Gummi arab. 6,0
Aqu. Calc.
Aqa. rosar. āā 100,0.

siehe auch: Kummerfeldsches Wasser. (Acne.)

Als Salbe:

Rp. Sulf. praec. 2–5–10,0
(Acid. salicyl. 2,0)
(Resorcin. 2,0)
Vasel. fl. ad 100,0. (Seborrhöe.)

Rp. Sulf. praec. 10,0
Zinc. oxyd. 40,0
Ol. olivar. ad 100,0 (Jadassohn).

Rp. Sulf. praecip. 30,0
Kal. carbon. 5,0
Vasel. fl. ad 100,0.   (Scabies.)

Als Paste:

Rp. Sulf. praecip. 5–10,0
Acid. salicyl.
Resorcin. āā 2,0
Zinc. oxyd.
Amyl. āā 20,0
Vasel. fl. ad 100,0.   (Acne.)

Siehe auch Naphthol.

Als Seife (s. d.).

Rp. Sulf. praecip. 2,0
Marmor pulv. gross.
Sap. medicat. pulv. āā 9,0 (Unna).   (Acne.)

Bäder (s. d.): Vlemingkx sol.

Calc. sulfurat.

Thiopinol.

Zu Injektionen: Bory-Misch. (s. Eukalyptol)

Sufrogel (s. d).

Diasporal c. Sulfur. (s. d.) Amp. à 1,5 ccm = 8 mg Sulf.

Summitates Sabinae siehe Sabinae Summitates.

Suprarenin (Höchst). Nebennierenpräparat. Adstringens u. Hämostaticum.
  Sol. Suprarenin hydrochloric.
  ,,   ,,   ,,   syntheticum.
  ,,   ,,   boricum.
  1 : 1000. Orig.-Fl. à 5, 10 u. 25 ccm. Schachteln mit 10 Ampullen à 0,5 u. 1,0 ccm (siehe auch Novokain). Tabl. à 0,001, Röhrchen zu 20 Stück. 1 Tabl. in 1 ccm physiol. Kochsalzlösung = Lösung 1 : 1000.
  Äußerlich in Salben u. Kühlpasten. (Rosacea.)
  Innerlich: 10—20 Tropfen (½—1 Tabl.) oder
    Rp. Sol. Suprarenin (1 : 1000) 5,0
    Sirup. simpl. 20,0
    Aqu. dest. ad 100,0.
    S. stündl. 1 Teelöffel (Unna). (Urticaria.)

Tachiol (Merck, Darmstadt). Fluorsilber. Wasserlösl., sehr lichtempfindl. gelb. Pulver.
  1 : 5000 zu Blasen- u. Vaginalspülungen.
    (Cystitis, weibl. Gonorrhöe.)

Taffonal (Beiersdorf & Co.). Harzlösung zur Verbandfixation.
  Orig.-Fl. mit Pinsel à 50 g.

Talcum venetum = Magnesiumsilikat. Streupuder.

Tampol s. Thigenoltampol.

Tampospuman (Luitpoldwerke, München). Stäbchen, die durch CO_2-Bildung blutstillend wirken sollen.
  Styli à 1,0 Nr. 10. (Urethra, Rectum.)
  ,,   à 0,5 Nr. 12. (Für Cervix.)
  ,,   à 0,2 Nr. 16. (Für Kinder.)
  Tabl. à 2,0. (Für Vagina.) (Blutungen.)

Tampovagan (A.-G. f. med. Prod., Berlin). Globuli mit versch. Zusätzen. (Weibl. Gonorrhöe.)

Tannobromin (Agfa). Alkohollösl. Bromokollpräparat; rötlichgraues Pulver.
  In Kollodium 10%. (Pernionen.)
  In Alkohol } 2—5%. (Alopecie.)
  In Salbe   }
    Tannobrominhaarwasser u. -pomade in Orig.-Pack. durch B. Hadra, Berlin.

Tannoform (Merck, Darmstadt). Gerbsäure + Formaldehyd. Geruchloses, hellrötl. Pulver, unlösl. in W., lösl. in Alk. u. Äther-Alkohol. Adstringens u. Anhydroticum.
 Als Streupuder: pur oder als
  Tannoformstreupuder (20%).   Orig.-Beutel à 50 g
  (färbt die Haut rotbraun!).   (Hyperidrosis.)
 Als Salbe u. Paste: 5—10%.   (Ekzeme.)

Targesin (Goedecke & Co., Berlin). Colloidale Diazetyltannin-Ag-Eiweißverbind. 6% Hg. 0,75—2% zu Injekt. 1 : 1000—500 zu Spül.   (Gonorrhöe.)

Tebecein (Behringwerke, Marburg). Diagnostische Tuberkulinsalbe.

Teerpräparate siehe **Pix liqu.**

Terebinthinae Oleum. Innerlich 5—20 Tropfen. (Cystitis.)
 Als Injektion nach Klingmüller: [2 cm unter die Darmbeinschaufel direkt auf den Knochen, nicht in die Muskeln.]

  Rp. Ol. terebinth. 1,0   oder   Ol. terebinth. 2,0
    Ol. olivar. pur ad 10,0   Ol. olivar. pur. ad 10,0
    S. ½ bis 1 ccm.   S. 0,1—0,3—0,5 ccm.
   (Tiefe Trichophytie, Pyodermien, Pemphigus, gon. Komplikationen.)

 Als Salbe:
   Rp. Ol. terebinth. 1,5
    Ol. rosmarin. 0,3
    Vasel. fl. ad 30,0 (Ulc. cruris).

 (Siehe auch Olobintin, Terpichin u. Novoterpen.)

Terogon (Dr. Fehlhaber & Co., Berlin). Pichi-Pichi + Kawa-Kawa.
 Schachtel mit 60 Tabl. à 0,4; 3 × tgl. 3—4 Tabl. nach dem Essen. (Gonorrhöe.)

Terpestrol (Deiglmeyer, München NW. 9). Salbe u. Pulver nach Heinz. 5%. 2,5%. (Ulcera.)

Terpichin (Dr. Oesterreicher, Berlin). Terpentin-Chinininjektionen in Ampullen à 1 ccm.
 Schachtel zu 10 u. 100 Ampullen.
 (Siehe auch Terebinth. Ol.)

Terra silicea, Kieselgur; aufsaugungsfähige Pastengrundlage.
   Rp. Zinc. oxyd. 10,0
    Terr. silicea 2,0
    Adip benzoat. 28,0 (Unna).

Testimbin (Teichgräber, Berlin). Testesextr. 0,3 + Yohimbin 0,002. Orig. 12 Tabl. (Impotenz.)

Testogan (Dr. Henning, Berlin). Hormontabl. nach Bloch. In Orig.-Tabl. u. Ampullen.
Für Männer: Testogan; für Frauen: Thelygan.
S. 3 × tgl. 1 Tabl. oder jeden 2. Tag 1 Injektion.

Testoglandol siehe **Glandole**.

Tetrachlorkohlenstoff siehe **Carbon. tetrachlorat.**

Teufels Diakonbinde (Teufel, Stuttgart); elast. Baumwollbinde in Breiten von 4—28 cm. (Varicen.)

Teufels Klebrobinde (Teufel, Stuttgart); mit reizlosem Klebstoff bestrichene, elast. u. poröse Binde (nach v. Heuß).
In Blechdosen: 2 m lang, 1½ u. 2½ cm breit.
In Pergament: 4 m lang, 1½, 2½, 4, 5, 7 u. 10 cm breit.
(Varicen, Ulc. cruris.)

Therapersicc (Novalges. Nürnberg). Vaginaltabl. mit versch. Zusätzen; sollen mit dem „Persicc"-Apparat eingeführt werden. (Weibl. Gonorrhöe.)

Thigenol (Cewega); braune, ungiftige Flüssigkeit (synthet. Schwefelpräparat); wie Ichthyol, nur schwächer wirkend. Als Salbe, Paste u. Schüttelpinselung 2—5—10%.

    Rp. Thigenol 0,4
      Zinc. oxyd.
      Bismut. subnitr. āā 2,0
      Ungt. leniens
      Ungt. simplex āā ad 20,0 (Neißer).
          (Reizbare Ekzeme, Kinderekzeme.)

    Rp. Thigenol
      Glycerin āā 15,0
      Spir. Lavendul. 20,0
      Aqu. dest. ad 200,0.
      S. Kopfwaschwasser.

Orig.-Pack.: Thigenolseifen 10% (s. Seifen).
Thigenolsuppos. à 0,3 Nr. 20.
Thigenol-Tampol 30% 20 Stück.
Thigenol-Vasogen (Pearson & Cie., Hamburg). Orig.-Fl. à 30,0.

Thioderma (Karolawerk, A.-G., Eisenach). SO_2-halt. Flüssigkeit. Soll Krätzeheilung in 1 Tag ermöglichen: Bad — 3 × in 12 St. einreiben u. in Decken eingepackt im Bett bleiben — Bad (nach Linser).
Orig.-Fl. 250 g. (Scabies.)

Thioform (Speyer & Grund, Frankfurt a. M.); bas. dithiosalicylsaures Wismut. Gelbl., geruchloses, wasserunlösl. Pulver.; Jodoformersatz.

Als Streupuder: pur.
Als Salbe: 5—10%. (Ulc. molle. Ulc. cruris).

Thiol (Riedel, Berlin); sulfurierte Erdöle mit 12% Sulf. Geruchlos, leicht abwaschbar u. wenig reizend.
Als Streupuder: Thiol. sicc. (pur.).
Als Salbe: 5—20%.
> Rp. Thiol. liquid.
> Hg. praecip. alb. āā 0,4
> Ungt. Zinci ad 20,0 (Schäffer). (Gesichtsekzeme.)

Als Pinselung:
> Rp. Thiol. liqu. 30,0
> Glycerin.
> Aqu. dest. āā 10,0

oder: Thiol. liqu. unverdünnt.

Zu Umschlägen:
> Rp. Thiol. liqu. 30,0
> Aqu. dest. 70,0. (Ekzeme, Acne.)

Orig.-Pack.: Thiol. sicc. oder liqu. in Fl. à 25, 50 u. 100 g.

Thiopinol Matzka (Chem. Fabr. Vechelde, Braunschweig); wohlriechende Schwefelverbindung.
Orig.-Pack.:
Thiopinol-Badeextrakt für Vollbäder u. Teilbäder.
  „ -Kopfwasser ⎱ (Acne, Seborrhöe.)
  „ -Seife 10% ⎰
  „ -Vaginalkugeln. (Fluor alb.)
  „ -Suppositorien. (Analekzeme, Pruritus ani.)
  „ -Salben à 5 u. 10%.

Thiosinamin, farbl., wasserlösl. Krystalle, subcutan als 10% wäßr. Lösung alle 2 Tage: $\frac{1}{4}$—$\frac{1}{2}$—1 ccm.
Siehe auch Fibrolysin. (Keloide, Narben, Sclerodermie.)

Thymoglandol siehe **Glandole.**

Thymol, schwer in W., leicht in Alkohol lösl. Krystalle. Antisept. u. juckstill. 10% in Ol. jecor. aselli, intramusk. jeden 4. Tag 4 ccm. (Lepra.)
0,25—0,5% in Salben, Spiritus u. Glycerin.
(Chron. Ekzem, Prurigo, Pruritus, Haarwässer.)

Thymophorin (Freund & Redlich, Berlin). Thymusextr. zur intramusk. Inj.
1 ccm = 5 g Thymus. — Jeden 2. Tag. 8—14 Inj.
(Psoriasis.)

Thyraden (Knoll, Ludwigshafen). Schilddrüsenpräparat.
Orig.-Tabl. à 0,3 Nr. XXX mehrmals tgl. 1—2 Tabl. (bis 10 Tabl. pro die). (Sclerodermie.)

Thyreoglandol siehe **Glandole.**

Thyreoidin (Freund & Redlich, Berlin). Schilddrüsenpräp. in Tabl. 20, 50 u. 100 à 0,1, 0,3, 0,5 g.
3 × tgl. 1—2 Tabl. (bis 8 Tabl. pro die). (Sclerodermie.)
do. (Merck, Darmstadt). Tabl. à 0,1. 20, 50 u. 100 St.

Thyresol (Bayer, Elberfeld); äther. Verbind. aus Sandelöl; Flüssigkeit.
Orig.-Pack.:
Thyresol 10,0 (3—4 × 20 Tropfen in Milch).
Capsul. Thyresol à 0,3 Nr. 30 ⎫ 3—4 × 2 Kapseln
Tabl.   „   à 0,3 Nr. 30 ⎭ oder Tabl.
(Gonorrhöe.)

Tinctura Jodi siehe **Jodum.**

Tragacanthum, Tragant; mit W. u. Glycerin = schleimige Masse; als Kathetercreme.

    Rp. Hydrarg. oxycyanat. 0,1
       Tragacanth. 4,5
       Aqu.
       Glycerin. āā ad 300,0 (Portner).

Transannon (Gehe & Co., Dresden). 10% Calc., 1% Magn., 3% Ichthyol, 2,5% Extr. Aloes u. Ol. Salviae.
Orig.-Schachtel mit „Bohnen":
1 Kur: S. 3 × tgl. 2 Bohnen zwei Wochen lang.
3 × tgl. 1 Bohne eine Woche lang.
3 × tgl. 2 Bohnen zwei Wochen lang
(Kayser). (Klimat. Beschwerden, aufsteig. Hitze, Rosacea.)

Traubenzucker chem. rein (Merck, Darmstadt). Ampullen mit 20 u. 30 ccm der 25 u. 50% Lösung.
Für intraven. Injekt. bei exsudativen Hautprozessen (Ekzeme, Pemphigus usw.) nach Scholz (16—30 ccm 50% Lösung; 4—8 Injekt. in 1—2 Wochen) und zur Verstärkung der Salvarsanwirkung (0,2 Neosalv. + 15 Traubenzucker + 30 Wasser intravenös) siehe Steinberg, D. m. W. 1921, 50. — Bei Gonorrhöe: in der ersten Woche jeden 2. Tag; in der zweiten W. jeden 3. Tag je 30 ccm 50% Lösung (im ganzen 6 Inj.). Daneben Lokalbehandlung.

Fertige Tr.-Lösungen (Thilo & Co., Mainz).
25% Ampullen à 25 u. 50 ccm.
50%   ,,   à 10 u. 25 ccm.

Traumaplast (Blank, Bonn); fertiger Wundverband.
In Beuteln: 10 cm : 4—6—8 cm.
In Kästen: ¼ m : 4—6—8 cm.
            ½ m : 4—6—8—10—12 cm und größer.

Traumaticin. Lösung von 1 Guttapercha in 9 Chloroform; gibt auf die Haut einen festen Überzug; als Träger für Chrysarobin, Salicyl usw.

Traumatol = Jodkresol; violettes, in W. unlösl. Pulver.
Als Streupuder: pur.
Als Salbe u. Paste 5—10% (Jodoformersatz).

Trepol (Chenal & Douilhet, 22 rue de la Sorbonne, Paris).
Kal.-Natr.-Wi-tartrat. ca. 68% Bi.
Erwachs.: Ampullen 6 u. 12 St. à 0,1.
Kinder: ,,   6 St. à 0,025.
Neotrepol, ca. 96% Bi; Ampullen 6 u. 12 St. à 0,1.
Trepolsalbe in Orig.-Tuben. (Lues.)

Trichalbin (Max Hahn, Berlin). Salbenart. fettfreie Masse zur Kopfbehandlung nach Siebert.
In Orig.-Tuben c. 5 u. 10% Sulfur.
              c. 5 u. 10% Sulfoform.
              c. 5 u. 10% Resorcin.
              c. 5 u. 10% Liqu. carb. deterg.
              (Kopfekzem, Alopecie.)

Trichon (Schering, Berlin); polyval. Extrakt aus Trichophytiepilzen (nach Bruck). In Fläschchen à 1 ccm.
Subcutan und intramusk.: 0,1—0,2—0,5 des unverdünnten Präparats.
Intracutan (Quaddelbildung); beginnend mit:
0,2 Verdünnung 1 : 10; steigend auf:
0,1 unverdünnt und:
0,2 ,,   (Trichophytie.)

Trichophytin (Höchst) (nach Scholtz); wie Trichon.
Orig.-Pack.: Zu 1, 5 u. 10 ccm.
Verdünnungen: 1 : 10, 1 : 20, 1 : 30, 1 : 40, 1 : 50.
(Fl. von 5 u. 10 ccm.) (Intracutan.) (Trichophytie.)
Siehe auch Pyhagen.

Trichosykon (Kalle, Biebrich) (wie Trichon u. Trichophytin; Pyhagen). In Fl. zu 1, 5 u. 10 ccm.

Zur gleichzeitigen Behandlung wird „Spezial-Staphylokokken-Vaccine Kalle" (Fl. à 5 ccm zu 500 Mill. Keimen pro ccm), hergestellt aus Staphylokokken, die von Trichophytieherden gezüchtet sind, empfohlen.
(Trichophytie.)

Tricho-Yatren (Behringwerke, Marburg). Trichophytin in Yatren.

Kartonpack. u. Klinikpack. (Trichophytie.)

Tricoplaste nach Arning (Beiersdorf & Co., Hamburg). Bleipflaster auf Trikot; Klebekraft begrenzt; erwärmen u. evtl. mit Leukoplast fixieren.

Nr. 405. Acid. salicyl. $2\frac{1}{2}\%$.
Nr. 407.   „   „ 5%.
Nr. 409.   „   „ $2\frac{1}{2}\%$ + Liantral 10%.
Nr. 410.   „   „ $2\frac{1}{2}\%$ + Ol. rusci 10%.
Nr. 411.   „   „ $2\frac{1}{2}\%$ + Tumenol 10%.
Nr. 430.   „   „ $2\frac{1}{2}\%$ + Hydrarg. 20%.
Nr. 431.   „   „ 10%.
Nr. 433.   „   „ 5% + Liantral 10%.

Siehe auch Mammaline.

Triferrin
Triferrol } siehe Ferrum.

Trikresol (Schering, Berlin). Kresolgemisch; wasserhelle, in W., Alk., Äth. u. fetten Ölen lösl. Flüssigkeit. Antisept. $\frac{1}{2}-1\%$ zu Desinfektionszwecken.

50% alkoh. Lösung. (Alopecia areata.)

Trikresolseife $5-10\%$ (s. Seifen).

Triphal (Höchst). Aurothiobenzimidazolcarbons. Na. intravenös 0,025—0,2.

Orig.-Röhrchen à 0,025, 0,05, 0,1. (Lupus vulg. u. eryth.)

Tropovale (Unger, Berlin). Chinin. sulf., Acid. tartaric., Acid. boric., Alumin. acetico-tartaric.

Orig.-Packung: 12 Stück. (Antikonzipiens.)

Trygase (Riedel, Berlin). Hefepräp. in Orig.-Kartons.
Mehrmals tgl. 1 Teelöffel.

Trypaflavin (Cassella, Frankfurt a. M.). Akridinfarbstoff, saure Reaktion.

1% für Pinselung in wäßr. oder 50% Spiritus-Lösung.
5—10% in Salben. (Pyodermien, Pemphigus [n. Arning].)
Trypafl. neutrale pro injectione zu intravenösen Injekt. 10—40 ccm der 2%igen Lösung mehrmals.
(Sepsis.)
12—15 ccm 0,25% Lösung; alle 2—3 Tage.
(Chron. Urticaria.)
Trypaflavinverbandstoffe durch Lüscher & Römper, Fahr (Rheinland).

Tuberkulin (Höchst).
- I. Tub. Kochii (Alt-Tuberkulin) in Fl. à 1 ccm zu Diagnose und Behandlung.
- II. Tuberkulose-Diagnostikum „Höchst" (0,1% Lösungen in Glasröhrchen. 1 Karton = 6 Röhrchen). (Ophthalmoreaktion.)
- III. Bazillenemulsion Koch (Neutuberkulin). Zur Behandlung.
- IV. Cutituberkulin zur Diagnose. Fl. à 1 ccm. Schachtel mit 6 Glasröhrchen.

Tuberkulin Rosenbach (Kalle, Biebrich) 1, 5 u. 10 ccm.

(Ferner: Ektebin, Präp. d. Med. Warenhaus, Ponndorf. Lin. Petruschky u. a.).

Tumenol (Höchst); mildes Teerpräparat, durch Sulfonierung von Destillationsprod. bituminöser Stoffe gewonnen.

Tumenolammonium (am meisten angewandt).
Tumenol. venale (Tumenolöl + Tumenolsulfonsäure).
Ol. Tumenoli (Tumenolsulfon).
Pulv. Tumenoli (Tumenolsulfonsäure = wasserlösl. Streupuder.

Akute Ekzeme: 1— 3% } In Tinktur, Salben u.
Subakute „ 5—10% } Pasten, Schüttel-
Chronische „ 10—20% } pinselungen.

Rp. Tumenolamm. 10—20,0
Aeth. sulf.
Spirit. vin.
Aqu. dest. āā ad 100,0 (Klingmüller).

Rp. Tumenolamm. 5—20,0
Zinc. oxyd.
Amyl.
Glycerin.
Aquae (od. 30% Spirit.) āā ad 100,0 (Klingmüller).

Rp. Tumenolammon.
Bromocoll. sol. āā 10,0
Menth. 1,0
Zinc. oxyd.
Amyl. āā 15,0
Vasel. fl. ad 100,0 (Schäffer).

Rp. Tumenolammon. 5,0
Bromocoll. sol. 10,0
(Menthol 1,0)
Zinc. oxyd.
Talc. venet. āā 15,0
Glycerin.
Spirit. 50 % āā ad 100,0 (Schäffer).

Rp. Tumenolammon. 33,0
Spirit. vin. ad 100,0.
DS. Zum Bade zusetzen. (Klingmüller.)

Tumenolanthrarobintinktur (Arning) s. Anthrarobin.

Tutocain (Bayer, Elberfeld). Lokalanästh.
  Infiltr. 0,2%.
  Leitung: 0,2—0,5—1%.
  Schleimhaut: 2—5%.
  Orig.-Tabl.   I   0,05 c. 0,000125 Suprarenin Nr. X
             II   0,1 ohne Suprarenin Nr. X
             III 0,5   ,,   ,,   ,, X.
  Ampullen: IV 0,2% T. + Suprarenin à 2,2 ccm Nr. X
                  V 0,5% ,, +   ,,   à 2,2 ,,   ,, X
                 VI 1 % ,, +   ,,   à 2,2 ,,   ,, X.

Unguentum acid. boric. siehe Acid. boricum.
Unguentum basilicum (Ol. oliv. 9,0; Cer. flav. 3,0; Colophon. 3,0; Terebinth. Ol. 2,0; Sebum 3,0).
Unguentum caseini (Beiersdorf & Co., Hamburg). Emulsion von Vaseline mit Natr. caseinat-Lösung in Glycerin u. Wasser (nach Unna). Salbengrundlage, die zu einem Firnis eintrocknet und mit Wasser abgewaschen werden kann (verträgt keine Säuren und sauren Salze!).
  Ungt. caseini c. Ichthyol 10%.
   ,,   ,,   c. Liantral 5 u. 10%.
   ,,   ,,   c. Tumenol 10% (alle in Orig.-Tuben à 20 u. 50 g).
Unguentum cereum (Cer. flav. 3,0; Ol. oliv. 7,0).
Unguentum cerussae (siehe **Plumbum**).
Unguentum Credé (siehe **Collargol**).
Unguentum diachylon (Emplast. Litharg. u. Ol. oliv. āā; siehe Plumbum).
Unguentum glycerini (siehe Glycerin).
Unguentum Heyden (Heyden, Radebeul). Calomelolsalbe zur Schmierkur, beschmutzt die Wäsche wenig; 6 g pro Ein-

reibung; 30 Einreibungen pro Kur. (Graduierte Schieberöhren à 30 u. 60 g.)

Unguentum leniens (Cer. alb. 7,0; Cetacei 8,0; Ol. amygd. 57,0; Aqu. 28,0; Ol. rosar. gtt. I).

Unguentum molle (Vaselin u. Lanolin āā).

Unguentum neutrale (Adeps lanae + Ceresin + Ol. Vaselini).

Unguentum Obermeyer (Obermeyer, Hanau). Früher „Vilja-Creme"; Pflanzenstoffe; juckstillend.
  Orig.-Tube à 60 g. (Pruritus, Urticaria, Strophulus.)

Unguentum ophthalmicum (siehe Hydrarg. oxyd. rubr.).

Unguentum paraffini (siehe Paraffinum).

Unguentum Plumbi (siehe Plumbum).

Unguentum simplex (Cera flav. 15,0; Adip. suill. ad 100,0).

Unguentum sulfurat. compos. (Sulf. dep., Zinc. sulf. āā 1,0; Adip. suill. 8,0).

Unguentum sulfurat. simpl. (Sulf. dep. 1,0; Adip. suill. 2,0).

Unguentum vaselini plumb. (siehe Plumbum).

Unguentum Wilkinsoni (Cret. alb. 10,0; Sulf. subl.; Ol. rusci āā 15,0; Adip. lan. anhyd. 10,0; Spirit. 5,0; Ungt. neutrale 45,0).

Unguentum Wilsoni (Zinc. oxyd. crud. 5,0; Vaselin ad 50,0).

Unguentum Zinci siehe Zinc. oxyd.

(Weitere siehe auch „Unna-Rezepte".)

Unna-Rezepte (nach W. Mielck, Hamburg). (Fertig zu beziehen durch Mielck, Schwanenapotheke, Hamburg.)

Balneum atramentosum
Nr. 1
Sol. acid. tannic. 10:200
Nr. 2
Sol. Ferri sulfuric. 20:200

Collodium lepismaticum
Anaesthesin 5,0.
Acid. salicyl. 10,0
Spirit. aether. 5,0
Kollodium 80,0

Emulsio capillaris
Eucerin. liqu. 5,0
Sapo med. 1,0
Aqu. Flor. Aurant. 94,0

Eucerin Alumin. acet.
Liqu. Alumin. acet. 50,0
Eucerin. anhyd. 50,0

Eucerin-Coldcream
Eucerin. anhydr. 83,0
Ol. Rosae gtt. 3,0
Aqu. dest. ad 100,0

Eucerin-Glycerin
Eucerin. anhydr. 50,0
Glycerin. 50,0

Eucerin. Hydrogen. peroxyd.
Hydrogen. peroxyd. 25,0
Glycerin. 25,0
Eucerin. anhydr. 50,0

Eucerin, Plumb. acet.
Liq. Plumb. subacet. 10,0
Aqu. dest. 40,0
Eucerin. anhydr. 50,0

Gelanth. Chrysarob. piceat.

Chrysarobin. 10,0
Ol. Rusci 10,0
Sapo virid. 10,0
Gelanth. 70,0

Gelanthum Resorcin. comp.

Resorcin 5,0
Ichthyol. 5,0
Acid. salicyl. 2,0
Eucerin. cum aqua 10,0
Gelanth. 78,0

Gelanth. Zinc. oxyd. c. Eucerin.
(Zink-Eucerin-Gelanth.)

Eucerin. cum aqua 10,0
Gelanth. 10,0
Zinc. oxydat. 10,0

Gelatina Zinci oxyd.

Gelatin. alb. 15,0
Zinc. oxyd. 15,0
Glycerin. 25,0
Aqu. dest. 45,0

Gelatin. Zinci ichthyol.

Ichthyol 2,0
Gelatin. zinci 98,0

Massa urethralis

Rhiz. Curcum. pulv. 5,0
Bals. peruv. 2,0
Ol. Cacao 100,0
 Werden 2 Stunden digeriert, dann filtriert man.

Massa urethral. c. Argent. nitr.

Argent. nitric. 1,0
Aqu. dest. 2,0
Massa urethral. 97,0

Ol. Cantharidin. ¹/₂%

Cantharidin. 0,05
Chloroform. 5,0
Ol. Amygdal. ad 100,0

Past. album. aluminat.

I.

Album Ovi sicc. 17,0
Aqu. dest. 70,0

II.

Alum. 8,0
Aqu. dest. 70,0
 Lösung II wird heiß zur kalten Lösung I gesetzt, und das Gemisch auf 87 eingedampft; dann fügt man zu:
Tinct. Benzoes 3,0
Ol. Amygdal. 8,0
Extrait Flieder 2,0

Pasta caustica

Kali caustic. 25,0
Calc. hydric. 25,0
Sapo kalin. 25,0
Aqu. dest. 25,0

Pasta Hydrarg. olein. Brooke

Ichthyol 1,7
Acid. salicyl. 1,7
Hydrarg. olein. 5% 46,6
Pasta Zinci 50,0

Pasta Kaolin. glycerinat.

Kaolin 50,0
Glycerin. 50,0

Pasta Kaolini glycerinata c. Aceto

Acet. 10,0
Glycerin. 30,0
Kaolin 60,0

Pasta Kaolini glycerinata c. Ichthyolo

Ichthyol 10,0
Glycerin. 30,0
Kaolin 60,0

Pasta lepismatica

Ichthyol 10,0
Vaselin 10,0
Resorcin. 40,0
Past. Zinci Unna 40,0

Pasta Plumbi sulfurata

Past. Zinci sulfur. 10,0
Liqu. Plumb. subacet. 10,0
Eucerin. cum aqua 10,0

Pasta Sulfuris cuticolor

Ichthyol 2,5
Cinnabar 2,5
Glycerin. 15,0
Zinc. oxydat. 20,0
Gelanthcream 25,0
Sulfur praec. 35,0

Pasta Zinci Unna

Terr. silicea 5,0
Zinc. oxydat. 25,0
Ol. benzoinat. c. resina 10,0
Adeps benzoinat. c. resina 60,0

Pasta Zinci comp.

Pasta Zinci Unna 50,0
Pasta Zinci moll. 50,0

Pasta Zinci mollis

Calc. carbon. 25,0
Zinc. oxyd. 25,0
Ol. Lini 20,0
Adeps Lanae anh. 6,0
werden gemischt und nach und
nach versetzt mit
Aqu. Calcis 24,0

Pasta Zinci sulfurata

Sulfur. praec. 10,0
Zinc. oxydat. 14,0
Terr. silicea 4,0
Ol. benzoinat. c. resina 12,0
Adeps benzoinat. c. resina 60,0

Pasta Zinci sulfur. comp.

Pasta Zinci sulfur. 50,0
Pasta Zinci moll. 50,0

Pasta Zinci sulfur. rubra

Hydrarg. sulfurat. rubr. 1,0
Past. Zinci sulfurat. 99,0

Pilul. Acid. arsen. kerat.

Acid. arsenicos. 0,5
Carb. pulv. 3,0
Sapo med. pulv. 0,5
Seb. pilul. 6,0
f. pil. Nr. 100, obd. l. a. keratin.

Pilul. Calc. sulfurat. kerat.

Calc. sulfurat. puriss. 1,0
Calc. hydric. 0,5
Sulfur. praec. 1,0
Carb. pulv. 2,5
Seb. pilul. 5,0
f. pil. Nr. 100, obd. l. a. keratin.

Pilul. Ferr. sesquichlor. kerat.

Ferr. sesquichlor. sicc. 3,0
Kaolin 5,5
Amyl. Oryz. 5,0
Sap. med. pulv. 1,5
Seb. pilul. 10,0
f. pil. Nr. 100, obd. l. a. keratin.

Pilul. Ferr. sesquichl. c. Arsen. kerat.

Mass. pil. ferr. sesquichl. 25,0
Acid. arsenicos. 0,5
f. pil. Nr. 100, obd. l. a. keratin.

Pulv. Albumin. aluminat.

Album. sicc. pulv. 60,0
Alum. pulv. subt. 40,0

Pulvis cutifricius

Marmor, grob gekörnt 20,0
Sap. med. pulv. 10,0
Ol. Citronellae
Ol. Lavandul. āā gtt. I

Pulvis cuticolor

Bolus rubra 2,5
Bolus alba 12,5
Magnes. carbon. 20,0
Zinc. oxydat. 25,0
Amyl. Oryzae 40,0

Pulv. cuticolor c. Ichthyol 10%

Ichthyol 10,0
Magnes. carbon. 20,0
Pulv. cuticolor 70,0

Pulvis depilatorius

Baryum sulfurat. (gelb) 45,0
Zinc. oxyd. 27,5
Amyl. Oryzae 27,5
Ol. Lavandul.
Ol. Melissae
Ol. Verbenae āā gtts. III

Pulvis stypticus

Alumin. pulv. 25,0
Acid. tannic. 25,0
Gummi arabic. pulv. 25,0
Colophon. pulv. 25,0

Sapo cutifricius

Gelanthcream 10,0
Sapo kalin. adip. 45,0
Lapis pumic. pulv. gr. 45,0
Ol. Verbenae
Ol. Lavandulae āā gtts. V
Ol. Flor. Aurant gtt. I

Sapo Thiosinam. ung.

Thiosinamin 5—10,0
Aqu. dest. qu. sat.
Sapo kalin. adip. ad 100,0

Sapo Tuberculini

Tuberculin. Koch 5,0
Sapo kalin. adipos. 95,0

Sebum pro pil. keratin.

Sebum taurin. rec. 80,0
Cera flav. 15,0
Sol. Cumarin. spir. 0,2:5,0

Spirit. Argent. nitric.

Argent. nitric. 5,0
Aqu. dest. 10,0
Spirit. aeth. nitros. 85,0

Spirit. capillaris

Resorcin. 2,5
Ol. Ricini 1,0
Spirit. coloniens 25,0
Spirit. 95% 71,5

Spirit. Ichthyol. pro balneo

I.
Ichthyol 10,0
Ol. Ricini 10,0

II.
Äther 10,0
Spirit. 70,0
I und II werden zunächst für sich und dann miteinander vermischt.

Stili resinosi

Cera flav. 10,0
Colophon. 90,0
f. stili.

Stili unguinosi (Masse)

Cera flav. 30,0
Adeps Lanae anhydr. 70,0

Stili ung. Chrysarobini

Chrysarobin. 30,0
Mass. stil. ung. 70,0

Stili ung. Pyrogalloli

Pyrogallol 5,0
Mass. stil. ung. 95,0

Stili ung. Pyrogalloli

c. Acid. salicylic. āā 15%
Acid. salicyl. 15,0
Pyrogallol 15,0
Mass. stil. ung. 70,0

Tinctura Lithantracis

Ol. (Pix) Lithantracis 300,0
Spirit. 95% 200,0
Äther 100,0
Digeriert man 14 Tage lang, dann wird vom ungelösten abgegossen und filtriert.

Ungt. Bismuth. oxychlorat.

Bismuth. oxylorat. 10,0
Ad. Lanae anhydr. 10,0
Adeps benzoinat. c. resina 80,0

Ungt. Cantharidini

Ol. Cantharidini 1/2%₀ 10,0
Lanolin 90,0

Ungt. Caseini cadinat.

Ol. Cadin. 10,0
Sap. virid. 2,5
Aqu. dest. 17,5
Ungt. Casein. 70,0

Ungt. Caseini c. Liantral.

Liantral. 10,0
Sapo virid. 2,5
Aqu. dest. 17,5
Ungt. Casein. 70,0

Ungt. Chrysarobini comp.

Chrysarobin. 5,0
Ichthyol. 5,0
Acid. salicyl. 2,0
Vasel. flav. 88,0

Ungt. contra Lichen

Hydrarg. bichlor. 0,1
Acid. carbol. 4,0
Ungt. Zinc. benz. ad 100,0

Ungt. Ichthargani

Ichthargan. 1,0
Aqu. dest. 2,0
Lanolin.
Vasel. flav. āā 48,5

Ungt. Pyrogalloli comp.

Pyrogallol. 5,0
Ichthyol. 5,0
Acid. salicyl. 2,0
Vasel. flav. 88,0

Ungt. pomadinum

Ol. Cacao benzoin. c. res. 30,0
Ol. Nucl. Pers. c. Res. benz. 70,0
oder an Stelle dieses
Ol. Amygdal. benz. 70,0
Extrait Violette
Extrait Reseda
Extrait Jasmin āā gtts. 40,0
Ol. Rosar. gtts. II

Ungt. pomadin. sulfurat.

Sulf. praec. 4,0
Ungt. pomadin. 96,0

Ungt. pomadin. sulf. comp.

Resorcin. 2,0
Ungt. pomadin. sulfur. 98,0

Ungt. pomadin. plumbi

Empl. Lithargyr. 15,0
Ol. Cacao benz. 20,0
Ol. Arachid. benz. 65,0
Ol. Citronellae gtts. III
Ol. Cassiae gtts. II

Ungt. refrigerans plumbi

Liqu. Plumb. subacet. 10,0
Aqu. dest. 40,0
Eucerin. anhydr. 50,0

Ungt. Resorcin. comp.
Resorcin. 5,0
Ichthyol. 5,0
Acid. salicyl. 2,0
Vasel. flav. 83,0

Ungt. viride contra lupum
Acid. salicyl. 10,0
Liqu. Stibii. chlorat. 10,0
Kreosot 20,0

Extr. Cannab. ind. 20,0
Adeps Lanae anhydr. 40,0

Vernix Ichthyoli
Ichthyol. 5,0
Vernix Albumos. 95,0

Vernix Resorcin. comp.
= Gelanthum Resorcin. comp.

Ureabromin (Gehe, Dresden). Bromkalziumharnstoff.
20 Tabl. à 0,5; 10 Tabl. à 1,0. 3 × tgl. 1 Tabl.
(Pruritus.)

Urobenyl (Dr. Dr, Weil, Frankfurt a. Main). Benzyl-Hexamethylentetramin.
Orig.-Tab. à 0,5 gr. 4 × tgl. 1 Tabl. in Wasser nach dem Essen. (Cystitis).

Urogosan (Riedel, Berlin). Gonosan + Hexamethylentetramin.
In Kapseln (Orig.-Pack. 50 Stück). Mehrmals tgl. 2 Kapseln nach dem Essen. (Cystitis.)

Urotropin (Schering, Berlin). Hexamethylentetramin; Verbindung von Formaldehyd u. Ammoniak. Spaltet in saurem Harn Formaldehyd ab.
Orig.-Tabl. à 0,5 Nr. 20.
Erwachsene: 2—3 × tgl. 1—2 Tabl. auf 1 Glas Wasser gelöst nach dem Essen.
Kinder: 2—3—4 × tgl. ½ Tabl. auf 1 Glas Wasser gelöst oder Sol. Urotropin 1—5,0/100,0. S. 3 × tgl. 1 Kinderlöffel. (Cystitis, Intertrigin. Ekzem d. Säuglinge.)
Bei alkal. Urin: siehe „Neu-Urotropin".
Urotropin intravenös:
5 Ampullen à 5 ccm der 40%igen Lösung.
5 „ à 10 „ „ 40%igen „
(Tiefe Trichophytie, Herpes zoster.)

Uvae ursi Foliae: Bärentraubenblätter.
1 Eßl. auf 2 Tassen Wasser zum Tee.
Extr. uv. urs. fluid. 3—4 × tgl. 20—30 Tropfen. (Cystitis.)
(Siehe auch Fluidcystol, u. Vesicaesan.)

Vaccigon (Sächs. Serumwerke, Dresden). Gonokokkenvaccine.

Kartons zu 6 Ampullen zu je 5—10—20—30—50—100 Millionen oder Fläschchen zu 5 ccm mit 50—100—500—1000 Mill. pro ccm. (Gon. Komplikationen.) Siehe auch Arthigon, Gonargin, Gon.-Vaccine Merck u. Kalle.

Valerobromin (Gehe, Dresden). Baldrian-Brompräp.; wasserlösl. Pulver.
1 g pro die.

Validol (Zimmer & Cie., Frankfurt a. M.). Mentholvalerianat (30% Menthol).
Mehrmals tgl. 5—15 Tropfen auf Zucker.

Valisan (Schering, Berlin). Bromierter Borneolisovaleriansäureester; helle, ölige Flüssigkeit.
Gelatinekapseln à 0,25 Nr. 10 u. 30.
1—3 Perlen mehrmals tgl.

} Erregungszustände. Dysmenorrhöe.

Valofin (Helfenberg i. Sa.). Baldrianpräp.
1 Orig.-Fl. à 30 g. 10—20 Tropfen in Wasser.

Valyl (Höchst). Valeriansäurediäthylamid.
Perlen à 0,125 Nr. 25. 3 × tgl. 2—3 Perlen.

Valymbin (Teichgräber, Berlin). Yohimb. valerianic. 0,005.
Orig.-Tabl. Nr. 12; 3 × tgl. 1 Tabl.

Varicosan-Binde (Kermes, Hainichen i. Sa.). Ersatz für Zinkleim- u. Heftpflasterverbände. (Ulc. crur.)

Vaselinum alb. u. flav. (americ.). Rückstände bei der Petroleumbereitung, sollen nicht nach Petroleum riechen. (Salbengrundlage.)

Vasenol (Köpp, Leipzig-Lindenau); reizlose, wasseraufnahmefähige Salbengrundlage.
a) Vasenol liquidum; neutr. Paraffinöl-Emulsion mit 33⅓% Wasser.
Mit Kalk u. essigs. Tonerde als Liniment (Verbrennungen).
Zu Zinköl (Zinc. oxyd. + Vasenol liqu. āā).

Als Injectio Köpp:
Hg. salicyl-Vasenol 10%
Calomel- „ 10%
„ „ 40%
Ol. cin. „] 40%
} In Orig.-Fl.

b) „Neuvasenol" (Salbe in Orig.-Tuben).
c) Vasenolwundpuder. (Intertrigo.)
d) Vasenoloformpuder (Formaldehydhaltig).
(Hyperidrosis.)
e) Vasenol. mercuriale (33⅓%) zu Schmierkuren.
f) Vasenolbrandbinde (Verbrennungen).

Vasogen (Pearson & Cie., Hamburg); mit Sauerstoff imprägnierte Kohlenwasserstoffe.
Guajakol-Vasogen 10 u. 20%. (Scrofuloderma.)
Ichthyol- „ 6 u. 10%.
Jodoform- „ 1½ u. 3%.
Jod- „ 6, 10 u. 20%.
Menthol- „ 2, 10 u. 25%.
Naphthol- „ 10%.
Hydrarg.- „ 33⅓ u. 50% (in Tuben u. Gelatinekapseln à 3, 4 u. 5 g).
Salicyl- „ 10%.
Schwefel- „ 3%.
Teer- „ 25%. (Sämtl. in Orig.-Fl.)

Vasolimente siehe **Vasogene**.

Vasopolentum (Rump & Lehner, Hannover); schwach alk. Salbengrundlage.
Orig.-Präp.: V. Hg. (30 u. 50%).
V. Jodi (6%).
V. Ichthyol (10%).
V. Creosoti (20%).

Veielsche Pinselung siehe Acid. boric.

Velopural-Hg. (Neos-Laborat. Charlottenburg); abwaschbare Salbe. (Lues.)

Velopurin = Olivenöl, Ölseife u. Alkohol (Salbengrundlage).

Veramon (Schering, Berlin). Analgeticum. Tabl. à 0,2 Nr. X. 2—4 Tabl. — Wasser nachtrinken.
(Tab. Krisen, Tenesmen.)

Vesicaesan-Pillen (Chem. Fabr. Reisholz bei Düsseldorf); sollen die Bestandteile der Fol. uv. urs. enthalten.

Orig.-Pack.: 50, 100 u. 250 Pillen. Mehrmals tgl. 3 bis 10 Pillen. (Cystitis.)

Vesipyrin (Acetylsalicylsäurebenzylester). 1—1,5 g in Tabl. à 0,5 pro die.
Kinder 2 × ½ Tabl. (Cystitis.)

Vestosol (Lonner & Westphal, Berlin). Zink-Bor-Formaldehydsalbe. (Hyperidrosis.)

Vidal-Pflaster (rotes): Minium 2,5; Zinnober 1,5; Empl. Litharg. 26,0. (1—2 Tage liegen lassen.)

Vilja-Puder (Obermeyer & Co., Hanau). Wundpuder aus Pflanzenstoffen, s. Ungt. Obermeyer.

Viscolan = viszinhalt. dickfl. Salbengrundlage.

Vlemingkx-Lösung siehe Calc. sulfurat.

Vulnodermol (Pharm. Industr.-A.-G., Wien). Jod (1%) — Tannin 2%-Verbindung. Mit Bolus āā. Zur Trockenbehandlung. (Weibl. Gonorrhöe.)

Vulnofix = Mastisolersatz; siehe auch Mastisol, Taffonal.

Vulnoplast (Lakemeier, Bonn). Kombination von Binde u. Pflaster (wie Traumaplast, s. d.).

Weikasan-Binde (Weika, A.-G., Euskirchen). Yatren-Zinkleimverband. (Ulc. cruris.)

Wermolin (Wermolinwerke, Berlin). Emuls. Chenopod. anthelminth. comp.
In Flaschen, Perlen, Stuhlzäpfchen u. Analcreme.
(Oxyuriasis.)

Wiener Ätzpaste siehe **Calc. usta.**

Wisbola-Hautpuder (Lüscher & Bömper, Fahr, Rheinl.). Wismutbolus-Kinderpuder in Streudosen.

Wismulen (Stroschein, Berlin). Lösl. Bi-Präp. zur intraven. Inj. auch in Mischspritzen.
Orig.-Ampullen 0,01—0,05. (Lues.)

Wismut-Brandbinde „Bardella" (B. Schmidt, Bremen). 10 cm × 1, 2 u. 4 m.

Wismut-Diasporal siehe **Diasporal.** (Klopfer, Dresden-Leubnitz). Koll. Bi-Hydroxyd.
Ampulle à 1,5 ccm = 0,5 Bi $(OH)_3$ } für intraven. Inj.
 „ à 3 „ = 0,1 „ „
Praep. J. G.-Ampulle 1 ccm = 0,1 Bi für intramusk. Inj.
(Lues.)

Xeroform (Heyden, Radebeul). Bismuth. tribromphenylic. (Jodoformersatz).
 Orig.-Pappstreubüchse à 5 g. Schachteln à 25, 50 u. 100 g.
 Orig.-Streuflasche à 5 g. (Ekzeme, Ulcera.)

Xerose (Riedel, Berlin). Getrockn. Bierhefe mit Bolus u. Zucker.
 Als Streupuder: Orig.-Glas à 100 g. (Ulcerà.)
 Als Kapseln: à 3 g 10 St. (Weibl. Gonorrhöe.)

Yatren (Behring-Werke, Marburg). Jodderivat des Benzolpyridins (Jodoformersatz).
 Yatren-Wundpulver, -gaze, -tampons, -stäbchen, -pillen (à 0,25 g). (Ulcera, weibl. Gonorrhöe.)

Yohimbinum hydrochloricum (nach Spiegel: Chem. Fabr. Güstrow) (Riedel, Berlin: „Yohydrol"; Gehe, Dresden; Teichgräber, Berlin u. a.).
 Orig.-Röhrchen à 0,005. 10 Tabl., 3—4 × tgl. 1 Tabl.
 Ampullen 1% 1 ccm. 12 Stück. (Impotenz.)

Zeozon-Creme (Kopp & Joseph, Berlin); äskulinhalt. Lichtschutzcreme.
 „Ultra Zeozon-Creme" (mit verstärkter Wirkung). Beide in Orig.-Tuben. (Rosacea, Lichtdermatosen.)

Zergalin (Kahlbaum, Berlin). Bas.-galluss. Cerverbindung. Adstring. stark aufsaug. Streupulver. Orig.-Dose à 20 g.

Zincochinol (Fritzsche, Hamburg); oxychinolinsaures Zinkoxyd. Streupuder. (Ulcerationen.)

Zincum aceticum: weiße, in W. u. Alk. lösl. Krystalle.
 ½—1% zu Injektionen. (Gonorrhöe.)
 1—5% als Salben. (Epheliden.)

Zincum chloratum: weißes, in W. u. Alk. lösl. Pulver.
 0,05% zu Injektionen. (Gonorrhöe.)
 „In bacillis" (als Ätzmittel).

Zincum oxydatum: weißes, wasserunlösl., leicht adstring. Pulver.
 Als Streupuder ää mit Talc. oder Amylum.
 Als Schüttelpinselung (Zinc. oxyd., Talc., Glycerin., Aquae ää).

Als Salbe = „Ungt. Zinci" (Zinc. oxyd. 1,0; Adeps 9,0).
Siehe auch Ungt. Wilsoni.
Als Paste = Pasta Zinci Lassari (Zinc. oxyd.
Amylum āā 25,0; Vasel. fl. ad 100,0).
Als Öl = Zinc. oxyd. 40,0.
Ol. olivar. 60,0 (Lassar).

Zincum peroxydatum siehe **Ektogan**.

Zincum sozojodolic. siehe **Sozojodol**.

Zincum sulfo-carbolicum: wasser- u. alkohollösl. Krystalle.
0,05—0,5% zu Injektionen. (Urethritis.)
1 : 1000 zu Blasen- u. Vaginalspülungen.
Siehe auch „Gonostyli".

Zincum sulfuricum: farblose, in W. lösl., in Alk. unlösl. Krystalle.
0,5—1% zu Injektionen. (Urethritis.)
(Siehe auch Gonostyli.)
1 : 1000 zu Blasenspülungen.
0,05/15,0 als Augentropfen (0,1—0,5%). (Conjunctivitis.)

Zinkleim siehe **Glycerinleim** und **Glaukobinde**.

Zinkocystol (Tosse & Co., Hamburg). Zinksalze d. Oxyphenolsulfosäure.
½—1% zu Injekt. (Urethritis.)

Zinkokoll (Hartmann, Heidenheim). Zinkkautschukpflaster.

Zinkperhydrol (Merck, Darmstadt); weißes Pulver aus Zinksuperoxyd u. -oxyd āā.
Als Streupuder pur oder 50% mit Talc.
Als Salbe 25%. (Verbrennungen.)

Zittmanni Decoct. siehe **Sarsaparillae**.

Zittmannin (Sarsa, Berlin); jede Tabl. à 0,3 soll 50,0 Decoct. Sarsaparill. comp. enthalten.
In Schachteln à 40 u. 80 Tabl.
S. 3 × tgl. 2, steigend auf 3—4 Stück pro die.
(Lues inveterata.)

Zymin (Schröder, München); abgetötete u. entwässerte Bierhefe.
Innerlich mehrmals tgl. 1—2 Teelöffel nach dem Essen.
(Furunculose.)
Als Streupuder und zu Einblasungen in die Vagina (auch als „Zyminstäbchen"). (Weibl. Gonorrhöe.)

B. Die wichtigsten Erkrankungen und die für sie in Betracht kommenden in Teil A aufgeführten Arzneimittel und Heilverfahren.

I. Hautkrankheiten.

Akne (vulgaris und rosacea): **lokal:** *Waschungen:* Borax; Aqu. cosm. Kummerfeld; Lysoform; Lysol; Sapo kalin.; Sagrotan. — Seifen (Schwefel, Marmor, Afridol, Ichthyol, Pernatrol, Sapalcol).
Bäder: Schwefel, Sulfobadin, Thiopinol.
Betupfungen: Salicyl-, Resorcin-, Euresolspir., Benzin, Äther (Rosacea); Perhydrol.
Salben und Pinselungen: Salicyl; Resorcin; Sulfur, Sulfidal, Vlemingkx-Lösung, Ichthyol, Thigenol, Thiol; Hg. praec. alb., Hg. sulf. rubr.
Schälpasten: Naphthol; Resorcin.
Pflaster: Guttaplaste und Trikoplaste mit Salicyl, Hg.
Nachbehandlung: Seifen (Afridrol, Marmor, Schwefel); Mattan; Pepsinsalben (Narben); Perhydrolsalben (Pigmentierungen); Zeozon (Rosacea).
Physikal. Meth.: Comedonenentfernung; Heißluft; Massage; Quarz; Röntgen.
allg.: Diät (Obstipation): Schwefel; Rheum; Sal. carolin. fact.; Magn. sulf.; Normacol.; Regulin; Ichthyol-(Ichthalbin). — Hefe (Biozyme, Cerolin, Faex, Furunculin, Levurinose, Zymin). — Arsenik (Arsan, Elarson, Solarson, As-triferrol, -ferratose usw.). — Regenerin.

Aktinomykose: lokal: operativ; Thermokauter; nachher Pyrogallussalben.
allg.: Kal. jodat. und Jodpräp.

Alopecia areata: lokal: *Pinselungen:* Acid. carbol.; Tinct. Jodi. — *Spiritus* mit: Acid. formicic., Acid. pyrogall.,

Acid. tartaric., Cantharidin, Capsici tinct., Captol, Chloralhydrat, Epicarin, Hg. bichlorat., Naphthol, Thymol, Trikresol.

Salben: Chrysarobin, Cignolin, Hg. bichlorat., Naphthol (Epicarin), Pyrogallol.

Quarzlicht.

allg.: Arsenik, Humagsolan.

Alopecia pityrodes (Seborrhöe): **lokal:** *Waschungen:* Seifen (Schwefel, Teer, Pittylen, Pixavon, Thiopinol, Afridol); Spir. sap. kal.; Sapalcole.

Haarwässer bzw. *-spiritus.* mit: Aceton, Acid. acet. dil., Acid. salicyl., Acid. tannic., Acid. tartaric., Amsali, Anthrasol, Borax, Capsici tinct., Captol. Chloralhydrat, Epicarin, Euresol, Hg. bichlorat., Liqu. carb. deterg, Pittylen, Pix (Teerpräparate), Quillaja, Resorcin, Spir. lavendulae, Sulfoform, Tannobromin, Thiopinol, Thymol, Tetrachlorkohlenstoff.

Puder, Pinselungen und *Salben:* Schwefel (Sulfidal, Sulfoform); Teerpräp. (Anthrasol, Pittylen usw.); Resorcin; Salicyl. — Trichalbinpräp.

Physical.: Massage. Quarzlicht.

allg.: Arsenik (evtl. Komb. mit Ferrum und Chinin). Humagsolan.

Balanitis: *Waschungen* bzw. *Ausspülungen:* Bor-, Tannin-, Resorcin-, H_2O_2-, Arg. nitr.-Lösungen.

Einpuderungen: Acid. boric., Acid. tannic., Airol, Alumnol, Albertan, Bismuth. subnitr., Boluphen, Dermatol, Europhen, Tannoform, Xeroform, Zinc. oxyd.

Bromoderma: *Salben, Pasten, Schüttelpinselungen:* Schwefel, Ichthyol, Salicyl, Tumenol. — Hg. praec. alb., Ungt. cin. —

Pflaster: Hg-Guttaplaste.

Callus (Clavus): Salicylguttaplast (Cornilin).

Pinselungen mit: Acid. lact., Acid. acet. glaciale, Acid. trichloracet., Acid. salicyl., Kal. caust.; eventuell: Kohlensäureschnee oder chirurg.

Carcinom: Wenn möglich: chirurgisch. Ferner:

lokal: Arsenik (Cosmesche Paste); Calc. usta (Wiener Ätzpaste); Resorcin (Guttaplast). Wismut-Andriol.

physikal.: Mesothorium, Radium, Röntgen.

Chloasma siehe **Epheliden.**

Comedonen siehe **Acne.**

Combustio siehe **Verbrennungen.**

Condylomata acuminata: *Ätzungen* mit: Acid. acet. glaciale, salicyl., trichloracet., chromicum, carbolic. — Argentumstift. — Formalin.

Puder: Alumen ustum, Acid. tannic., Pulv. Summitates Sabinae.

chirurg.: Abtragung; Thermokauter, darauf Liqu. ferr. sesquichlor., Clauden, Styptogan.

Congelatio siehe **Erfrierungen.**

Dariersche Krankheit: Bäder (Bolus, Schwefel, Kal. permang.); Seifen (Salicyl, Schwefel, Resorcin); Salben (Salicyl, Schwefel, Resorcin, Pyrogallol); Röntgen.

Decubitus siehe **Ulcerationen.**

Dermatitis siehe **Ekzem.**

Dermatitis herpetiformis: lokal: *Salben, Pasten, Schüttelpinselungen* mit Teer (Liqu. carbon. deterg.), Tumenol; Schwefel, Ichthyol; Bromocoll, Heliobrom.

Bäder: Schwefel, Balnacid, Kal. permang.

allg.: Chinin, Antipyrin, Brom [kein Jod: Überempfindlichkeit!]; Organismuswaschung; Normalserum, Eigenblut, Calc. chlorat., Afenil intravenös.

Dermatitis — Licht: *Fertige Schutzcremes:* Gletschermattan, Heliovertin, Mitinlichtschutz, Zeozon, Ultrazeozon. Ferner *Salben* mit: Chinin, Ichthyol, Thigenol, Thiol.

Dermatitis papillaris nuchae (Aknekeloid.): **lokal:** Röntgen. Ferner Versuch mit Salicyl, Tannin, Resorcin, Schwefel, Pepsin in *Salben* oder *Seifen.* Betupfungen mit Salicyl, Resorcin, Thymol in *spirit.* Lösung. *Pflaster* (Guttaplaste und Trikoplaste) mit Salicyl, Resorcin, Hydrargyrum, Thiosinamin.

allg.: Fibrolysininjektionen.

Dermatomykosen:

1. **Trichophytia superfic.:** *Pinselung* mit spirit. Lösungen von Acid. salicyl., Acid. pyrogall., Chrysarobin, Cignolin, Epicarin, Jod, Jothion, Naphthol, Resorcin, Sublimat. Bei *Reizungen:* Resorcinpasten, Zinkwismutpasten.

Nachbehandlung: Sapalcole, Jodsapene, Lysol-Rasiercreme, Afridolseife.

2. **Trichophytia profunda:** lokal: *Röntgenepilation.*
Ferner: *Umschläge* und feuchte *Verbände* mit Resorcin und Sublimatlösungen.
Salben mit Acid. salicyl., Acid. pyrogall., Chrysarobin, Cignolin, Epicarin, Naphthol, Sulfur.
Pinselungen: Acid. carbol. liquef.
Pflaster: Chrysarobin-, Hg-, Karbol-Hg-, — Guttaplaste.
allg.: specif. Behandl.: Trichon, Trichophytin, Trichosykon, Pyhagen; unspec. Behandl.: Milch (Abijon, Aolan, Caseosan), Albusol, Alkohol, Novoprotin. — Terpentinöl (Novoterpen, Olobintin, Terpichin).

3. **Trichophytia unguium:** *Röntgen;* ferner *Pinselungen* mit Chrysarobin, Cignolin, Pyrogallol, Sublimatlösungen. *Guttaplaste* mit Salicyl, Hg. *Trikoplaste.*

4. **Mikrosporie:** *Röntgenepilation;* ferner: Spir. sapon. kal.; Tinct. Jodi; Pyrogallus- und Chrysarobinsalben.

5. **Favus:** *Röntgenepilation* nach Entfernung der Krusten (Salicylöl, Spir. saponat. kal.), darauf Pyrogallussalben.
Nachbehandlung: Spiritus mit Salicyl, Epicarin, Naphthol, Resorcin, Thymol.

6. **Pityriasis versicolor:** Waschungen mit Sapo virid., Schwefel-, Salicyl-, Resorcinseife, Afridolseife. Abreibungen mit spir. Lösungen von Acid. salicyl., Epicarin, Resorcin. Trockenpinselungen mit Sulfur, Vlemingkx-Lösung.

7. **Erythrasma:** Pinselungen mit Lösungen von Anthrarobin (Arningsche Pinselung), Epicarin, Salicyl, Resorcin; eventuell: Chrysarobin-, Pyrogallol-, Naphthol-, Schwefelpasten.

8. **Eczema marginatum:** Resorcinwasserumschläge u. -verbände. — Pasten mit Anthrarobin, Chrysarobin, Cignolin, Pyrogallol.

9. **Pityriasis rosea:** Schüttelpinselungen mit Schwefel, Ichthyol, Thigenol; evtl. Pasten. Abreibungen mit Salicylspiritus. Waschungen mit Schwefelseifen. — In hartnäckigen Fällen: Pasten mit Chrysarobin.

Dyshidrosis siehe **Hyperhidrosis.**

Ekthyma siehe **Pyodermien** und **Ulcera.**

Ekzeme, acute: *Umschläge* und *Verbände* mit Lösungen von Acid. boric., Acid. tannic., Liqu. alum. acet., Resorcin. — Linim. Boeck, Linim. Pick.

Einpuderungen mit Zusätzen von: Acid. tannic., Anaesthesin, Bromocoll, Cutol, Cycloform, Dialon, Ektogan, Emede, Lycopodium, Mitinpuder, Niveapuder, Pellidol, Zinc. oxyd.

Schüttelpinselungen (bzw. Leukutane) mit Zinc. oxyd., Acid. boric., Resorcin.

„Wassersalben" (Eumattan).

Pasten mit: Zink, Salicyl, Bor, Resorcin. Zinköl.

Keine Seifenwaschungen! (Reinigung mit Öl oder Benzin).

subacute: *Schüttelpinselungen, Salben, Salbenmulle* u. *Pasten* mit Ichthyol (Thigenol, Thiol), Nafalan, Tumenol, Lenigallol, Empyroform, Liqu. carbon. deterg. — Ungt. Obermeyer.

Einpinselungen mit reinem Steinkohlenteer oder Karboneol, Tannin.

Keine Seifenwaschungen! (siehe oben).

Bäder: Bolus, Kleie, Balnacid.

chronische: *Salben* und *Pasten:* Tumenol, Liqu. carbon. deterg., Anthrasol, Cadogel, Empyroform, Pittylen, Liantral, Liqu. lithantrac. Sack, Ol. lithantr. (Karboneol), Teer (Pix liqu., Ol. rusci, Ol. fagi, Ol. cadini). — Lenigallol, Pyrogallol. — Anthrarobin, Chrysarobin, Cignolin. — Balsam. Duret.

Pinselungen: Anthrarobin, Teerpräparate (evtl. Teerleukutan).

Pflaster: Guttaplaste und Trikoplaste mit Teer, Salicyl, Chrysarobin.

Bäder: Teer (Balnacid), Schwefel (Sulfobadin, Thiopinol). Natürliche Bäder (Aachen, Tölz, Nenndorf usw.).

Waschungen: Seifen (Teer, Schwefel, Ichthyol, Keramin, Quellsalz).

Röntgen.

Besondere Ekzemformen:

Eczema madidans: Feuchte Umschläge (Blei, Bor, Resorcin), lokale Tanninbäder. Pinselungen mit Arg. nitr.

(alkohol. und wäßr.). — Später Lenigallol- und Tannoformpasten.

Eczema seborrhoic.: *Salben* und *Pasten* mit Schwefel, Ichthyol, Salicyl, Resorcin, Teer.

Abtupfungen mit spir. Lösungen von Salicyl, Thymol, Menthol.

Waschungen mit Schwefelseifen.

Säuglingsekzeme: lokal: *Puder:* Zink, Dermatol, Dialon, Diachylon, Emede, Lenicet, Nivea, Pellidol.

Schüttelpinselungen (evtl. Leukutane), *Pasten* und *Salben* mit Ichthyol (Thigenol, Thiol), Tumenol, Tannin (Tannoform). Ungt. Obermeyer. — Kamillosan.

Bäder: Bolus, Kleie, Tannin, später Schwefel (Sulfobadin, Thiopinol).

Reinigung: zunächst Öl oder Benzin, später mit Albumose-, zentrifug. Kinderseife, Keraminseife, Niveaseife; später Schwefelseifen.

Nachbehandlung: spirit. Abtupfungen und Einfettungen mit Byrolin, Alsolcreme, Mitin, Niveacreme usw.

allg.: Diät. Ortsveränderungen. Urotropin (bei intertrig. Ekzemen).

Ekzem-Lokalisationen:

Kopf: bei Nässen: Tannin- und Argentumpinselung, darauf Salben mit Lenigallol, später mit Liqu. carbon. deterg., Anthrasol, Ol. rusci. — Reinigung: Öl oder Benzin. Keine Seifenwaschung!

bei crustösen: Salicylöl; Salicylsalben, später Salben mit Schwefel, Hg. praecip., Perubalsam, Zinnober; später Teer.

bei trockenen chron.: Spir. sap. kalin. Teerwaschungen (Pixavon, Pittylen). Salben mit Pyrogallus, Salicyl, Schwefel, Teer. — Trichalbin. — Lagosa.

Naseneingang: Salben mit Thiol, Thigenol, Hg. praec. alb., Renoform. — Salbenmulle.

Lider: Salben mit Hg. praec. alb., Hg. oxyd.

Lippe: Salben (Ceratum cetacei) mit Ichthargan, Tannin.

Ohren: Pinselungen mit Argentum- und Tanninlösung, darauf Salben und Pasten mit Lenigallol, Ichthyol, Tumenol, Tannoform. — Salbenmulle.

Hände und **Füße:** *acute:* Umschläge und Bäder mit Tannin. — Puder. — Zinkölverbände.
  chron.: Salben und Pasten mit Tumenol, Naphthalan, Teer, Lenigallol, Anthrarobin. Röntgen.
  kallöse: Seifenwaschungen; Guttaplaste und Trikoplaste mit Salicyl. — Kal. caustic. — Röntgen.
Nägel: Pinselungen mit Teer, Pyrogallus, Chrysarobin, Cignolin; darüber Guttaplaste und Trikoplaste. Röntgen.
Anus und **Genitalien:** Waschungen mit Tannin- und Resorcinlösungen. Pinseln mit Argentumlösung. — Einpudern mit Tannin, Acid. boric., Tannoform. — Schüttelpinselungen (evtl. Leukutan) mit Tumenol, Bromocoll, Heliobrom. Anthrarobinpinselung (Arning). — Fette werden häufig nicht vertragen, daher nur wenn nötig: Salben und Pasten mit Tumenol, Resorcin, Pyrogallus, Anthrarobin, Chrysarobin, Calomel. — Acetonal-, Anusol-, Noridal-, Sipon- u. Sphinkterolzäpfchen. — Röntgen.
Unterschenkel: Stauungen beseitigen. — Hochlagerung. — Umschläge mit Tannin- und Resorcinlösungen. — Schüttelpinselungen und Pasten mit Ichthyol, Thigenol, Tumenol. Zinkleimverbände. (Glaukobinde).

Allgemeinbeh. d. Ekzeme:
  Diätwechsel. Magenstörungen und *Obstipation* (Acidolpepsin, Pankreon, Magnesiumperhydrol, Ichthalbin, Ichthyol, Pulv. Liqu. comp., Pulv. Magn. c. Rheo, Normacol und Regulin; Hefepräparate [siehe Faex]).
  Gicht. Diathese: Atophan; *Anämie:* Arsenik, Ferrum, Hämogallol, Regenerin usw.
  symptomatisch: Brom, Valeriana, — Urotropin (bei intertrig. Säuglingsekzemen).
  Ferner Versuch mit: Calcium innerlich (Calciril, Kalzan usw.), — Terpentin (Olobintin, Terpichin usw.), Milch präp. (Aolan, Caseosan), Novoprotin usw. — Calciumchlorat. (Afenil), Traubenzucker, Natr. brom. intravenös.

Eczema seborrhoicum siehe **Ekzeme.**
Eczema marginatum siehe **Dermatomykosen.**
Epheliden (Hyperpigmentationen): *Salben* mit: Hg. bichlorat., Hg. praec. alb.; Perhydrol; Zinc, acetic.
  Betupfungen mit spirit. Lösungen von Hg. bichlorat. und Perhydrol.

Waschungen mit Pernatrolseife.
In resist. Fällen: Ätzungen mit Acid. carbol., darüber indiff. Paste.
Prophylaxe: Gletschermattan, Heliovertin, Zeozon, Mitinlichtschutzcreme. Rote und gelbe Schleier.

Epidermolysis bullosa siehe Pemphigus.

Erfrierungen (Pernionen): acute siehe **Verbrennungen.**

Pernionen: *Bäder* mit Tannin, Liqu. alum. acet., Alsol.
Feuchte Verbände mit Borsäure, Tannin, Resorcinlösungen (bei offenen und entzündeten P.).
Salben mit Ichthyol; Campher; Tannin; Calcaria chlorat.; Argent. nitr.; Perubalsam; Amasinsalbe; Frostinsalbe; Jodvasogen, Eigonfrostsalbe.
Pinselungen mit Ichthyol pur., Tinct. Benzoes, Tinct. Jodi; Frostinbalsam, Isapogen, Heliobrom.
Nachbehandlung und *Prophylaxe:* Massage, Heißluft, wechselwarme Bäder; Seifen: Dermotherma, Frostinseife; bei Anämie: Ferr., Ars., Chinin.

Erysipel: lokal: wäßr. und spirit. Umschläge mit Resorcin, Liqu. alum. acet., Alsol usw.
Pinselungen mit Ichthyol pur (oder als Collodiumlösung); Tinct. jodi.
Salben mit Ichthyol, Resorcin.
Ölungen (behaarter Kopf) mit Acid. carbolic.; Salicyl; Mesotan.

allg.: Antipyretica (Aspirin, Antipyrin, Chinin, Natr. salicyl., Pyramidon). Herz! (Coffein, Campher). Bei recidiv. E.: Versuch mit Streptosan und Omnadin; schwache Quarz- und Röntgendosen.

Erythema exsudativ. multif. und nodosum:

exsudativ: lokal: Puder, Schüttelpinselungen und Salben mit Acid. salicyl., Bromocoll, Tumenol.
    allg.: Acid. aceto-salicyl., Aspirin, Melubrin, Natr. salicyl., Pyramidon, Salipyrin.

nodos: lokal: Hochlagerung — feuchte Verbände — Ichthyol pur, darüber Watte. — Einreibung der Knoten und Gelenke mit Mesotan, Salit, Spirosal.
    allg.: wie oben; ferner: Ammon. carbon.; Chinin.

Erythrasma siehe **Dermatomykosen.**
Erythrodermie siehe **Ekzem.**
Erythromelie siehe **Sklerodermie.**
Favus siehe **Dermatomykosen.**
Folliclis siehe **Lupus vulg. und Scrophuloderma.**
Folliculitis (barbae), lokal: Bei starker Entzündung zunächst feuchte Umschläge und Verbände mit Resorcin. Sonst *Salben* mit Acid. salicyl., Acid. tannic., Hg. sulf. rubr., Hg. olein. (Brookesche Paste), Ichthyol, Resorcin, Sulfur. — Histopin, Nepenthan, Erha.
Nachbehandlung: Salicylspiritus. Schwefelseifen. Reizlose Rasierseifen: (Astra, Athrix, Leosira, Lysolrasiercreme).
allg.: Staphylokokken-Vaccinen (Leukogen, Opsonogen, Staphar, Staphylosan). Terpentinpräparate (Olobintin, Terpichin, Novoterpen).
Furunculose: lokal: bei *einzelnen* F.: Zunächst Versuch der Rückbildung durch Hg-Carbol-Guttaplast, Ichthyol pur, darüber Watte; Histoplast. Ätzung des Zentrums mit Carbolstäbchen, Solveol oder Galvanokauter. Schutz der Umgebung durch Jodtinktur. — Bei größeren F.: heiße Breiumschläge, Inzision und Saugung.
Bei diss. Furunkulose: Schwefelbäder, Kal. permangan.-Bäder, Schwefelseifen, Afridolseife.
Schüttelpinselungen und *Pasten* mit Schwefel, Hg. praec. alb., Hg. sulf. rubr., Sagrotan, Rivanol. — Damit abwechselnd Abtupfungen mit spir. Lösungen von Acid. salicyl., Thymol oder mit Tetrachlorkohlenstoff. — Histopin, Nepenthan, Erha.
allg.: Abführmittel und Hefepräp. (siehe Faex). — Arsen, Ichthyol. — Staphylokokkenvaccine (Autovaccine oder Leukogen, Opsonogen, Staphar, Staphylosan). — Terpentin (Olobintin, Terpichin, Novoterpen). — Milch (Aolan, Caseosan). — Novoprotin. — Diät (Diabetes). Schwefelthermen (siehe Bäder, natürliche).
Gangraena cutis siehe **Ulcera.**
Granulosis rubra nasi siehe **Acne.**
Haarerkrankungen (s. auch Alopecia): *Salben,* insbesondere mit Salicyl, Schwefel, Resorcin u. Teer. — Fettfrei: Trichalbin.
Haarspiritus mit: Acid. acet. dil.; Acid. formicic.; Acid. salicyl.; Acid. tannic.; Acid. tartaric.; Anthrasol; Bals.

peruv.; Capsici tinct.; Captol; Chloralhydrat; Epicarin; Euresol; Hg. bichlorat.; Lavendulae Ol.; Pittylen; Pix (Teerpräparate); Natr. bicarbonic.; Quillaja; Resorcin; Ricini Ol.; Ros. Aqu.; Tannobromin; Thiopinol; Thymol.

Kopfwäsche mit: flüss. Teerseifen (Schering, Beiersdorf, Pixavon). Hornol. Niveahaarmilch. Thigenolkopfwasser, Thiopinolhaarwasser.

Haarfärbung: Eugatol, Primal.

innerlich: Arsenik; Humagsolan.

Hautödem siehe **Urticaria.**

Herpes simplex: *Puder* oder *Pasten* mit Acid. tannic., Anaesthesin, Amylum, Cycloform, Dermatol, Talcum, Xeroform, Zinc. oxyd. — Aufträufeln von Zitronensaft.

Herpes gestationis siehe **Urticaria.**

Herpes zoster: lokal: *Puder, Schüttelpinselungen* und *Salben* mit Anaesthesin, Cycloform, Ichthyol, Orthoform, Propaesin, Thigenol, Thiol. Radiogenschlamm.

allg.: *innerlich:* Aspirin, Chinin, Laudanon, Natr. salicyl., Pantopon, Pyramidon.

intravenös: Urotropin.

Hühneraugen siehe **Callus, Clavus.**

Hydroa vacciniformis: *Schüttelpinselungen* und *Salben* mit Ichthyol und Hg. bisulf. rubr.

prophylakt.: Gletschermattan, Heliovertin, Lichtschutzmitin, Zeozon. — Chininsalben. — Rote und gelbe Schleier.

Hyperhidrosis: *Einpudern* mit: Adorin, Antorin, Formoform, Pulv. salicyl. c. Talco, Tannoform, Vasenoloform.

Einreiben mit: Resorcinperkutol, Spir. camphoratus, Liqu. antihidr. Brandau.

Einpinseln mit Lösungen von: Acid. acetic., Acid. chromic., Acid. tannic., Anthrasol, Formaldehyd.

Salben mit: Anthrasol, Formaldehyd, Sebum salicyl., Tannoform, Ungt. diachylon, Vestosol.

Waschen mit: Formalinseifen, Formaldehydsapene.

physikal.: Röntgen.

Hypertrichosis: *Depilatorien:* Auripigment, Baryum sulfurat., Calc. hydrosulf. (Depil. Unna).

Poliersteine (siehe diese), kombiniert mit Hydrogen. peroxyd., Perhydrol, Pernatrolseife.

physikal.: Harzstifte, Poliersteine, Elektrolyse. Röntgen(?).

Ichthyosis siehe **Prurigobehandlung.**
Impetigo contag. und simpl. siehe **Pyodermien.**
Impetigo herpetiformis siehe **Urticaria.**
Insektenstiche: Ammon. caust. Liqu. — Carbolmentholspiritus. — Liqu. carbon. deterg. — Feuchte Verbände mit Liqu. alum. acet.
prophylakt.: Anisi Ol.; Caryophyll. Ol.; Foeniculi Ol.
Intertrigo siehe **Ekzem.**
Keloide: lokal: *Salben* mit Acid. hydrochlor. und Pepsin.
Guttaplast mit Thiosinamin.
physikal.: Kohlensäureschnee, Radium, Röntgen.
allg.: Fibrolysin, Jodthiosinamin, Thiosinamin.
Kerion Celsi: siehe **Dermatomykosen.**
Kraurosis vulvae: *Salben* und *Pinselungen* mit Acid. carbol., Anaesthesin, Arg. nitr., Bromocoll, Calomel. Cycloform, Heliobrom, Mesotan, Propaesin.
Röntgen. Evtl. operativ.
Leichentuberkel: *Guttaplaste* mit Acid. salicyl., Acid. carbolic., Kreosot, Hg.
Ätzungen und Pyrogallussalben.
physikal.: Kohlensäureschnee. Röntgen.
Lentigines siehe **Epheliden.**
Lepra: lokal: *Salben* mit Chrysarobin u. Pyrogallol. — Röntgen.
allg.: Chaulmograöl. — Nastin. — Thymol.
Leukoplakie siehe **Stomatitis.**
Lichen chron. Vidal: lokal: *Pinselungen, Salben* und *Pflaster* mit: Chrysarobin, Cignolin, Empyroform, Eudermol, Karboneol, Lenigallol, Liantral, Pix, Tumenol, — Vidalpflaster
Doramadbehandlung. Röntgen.
allg.: Arsenik.
Lichen pilaris: *Salben* mit Acid. salicyl. und Sulfur. — *Bäder* mit überfett. Seifen (Sulfur).
Lichen ruber: lokal: *Pinselungen, Salben* und *Pflaster* mit Acid. carbol. (Unnas Lichensalbe), Acid. salicyl., Bromocoll, Chrysarobin, Empyroform, Heliobrom, Liqu. carbon. deterg., Liqu. lithantracis, Menthol, Pix, Thymol. — Guttaplaste. — Doramadbehandlung. — *Röntgen.*
Bäder: Teer (Balnacid).
allg.: *Arsenik.* Brom.

Lichen scrophulosorum: lokal: *Salben* mit Schwefel, Teer, Resorcin.
Seifeneinreibungen. Bäder.
  allg.: siehe Lupus vulg. und Scrophuloderma.
Lupus erythematodes: lokal: *acuter:* Betupfungen mit Alkoholäther; Äthylchlorid; milde *Salben* mit Ichthyol und Resorcin.
  chron.: Salben und *Pasten* mit Pyrogallol, Naphthol, Resorcin, Sap. kalin., Calc. ust. (Wiener Ätzpaste).
  Guttaplaste mit Pyrogallus, Hydrarg., Resorcin.
  Ätzungen mit Acid. carbol., Acid. lactic.
  Holländers Jod-Chininbehandlung.
  physikal.: Kohlensäureschnee, Quarzlicht, Radium.
  allg.: Aurum kal. cyanat., Krysolgan. — Chinin (Holländer).
Lupus vulgaris: lokal: *Pinselungen* mit Acid. carbol., Acid. lact., Boecksche Pinselung, Eugallol, Parachlorphenol, Pyotropin.
  Salben mit Acid. pyrogall., Arsenik, Kreosot, Kresamin, Kupferdermasan, Lecutyl, Lupussalbe grüne, Kreosotsapen.
  Pflaster mit Pyrogallus, Kreosot.
  physikal.: Kohlensäureschnee, Finsen, Quarz (Höhensonne), Radium (Mesothorium), Röntgen.
  operativ: Exzision. Paquelin. Galvanokauter.
  Schleimhautlupus: Ätzungen mit Milchsäure; Pfannenstielverfahren; womöglich Pyrogallussalben.
  allg.: *spezifisch:* Tuberkuline, Partigene, Ektebin, Ponndorfimpfungen.
  chemotherap.: Aurum kal. cyanat., Krysolgan, Triphal, Lecutyl. Jodpräp. Ol. jecor. aselli. Jodella, Joletran, Jodelarson. —
    Diät. Hochgebirge.
Malum perforans siehe **Ulcera.**
Melanose siehe **Ephelides.**
Milien: Aufritzen und Expression. Evtl. Schälpasten und Marmorseife.
Mikrosporie siehe **Dermatomykosen.**
Morbus Darier siehe **Dariersche Krankheit.**
Mykosis fungoides: lokal: *Röntgen.*
  allg.: Arsenik.

Naevi: *Ätzungen* mit Acid. nitr. fumans, Acid. trichloracet. Pepsin-Salzsäurebehandlung.
physikal.: Kohlensäureschnee, Elektrolyse, Quarzlicht, Radium, Mesothorium.

Nagelerkrankungen siehe **Ekzem, Dermatomykosen, Psoriasis.**

Neurodermitis lichenoid. chron. siehe **Lichen chron. Vidal.**

Parapsoriasis: lokal: *Salben* mit Salicyl, Schwefel, Ichthyol usw. — Schwefel-, Teerbäder.
allg.: Pilocarpininjektionen.

Pediculosis: P. capitis: bei starker Krustenbildung zunächst Salicylölkappe und Benzinreinigung; dann: Kopfkappen mit Acetum, Acetum Sabadillae, Aether aceticus, Petroleum. — Cuprex. — Sodann Auskämmen mit heißem Wasser und „Nisskakamm". (Fa. Mückenhaupt, Röthenbach bei Nürnberg).

P. pubis: Einreibung mit Sublimatspiritus. — Ungt. hydr. praec. alb. — Ristin. — Cuprex. — Einpudern mit Mercutin.

Pemphigus: lokal: Einpinselungen mit Trypaflavin und Rivanollösungen. — Je nach Bedarf Salben, Puderbeh. (Anaesthesin, Cycloform). Wasserbett.
allg.: Arsenik, Chinin, Strychnininj. — Versuch mit Terpentinölinjekt. — oder intravenös: Kochsalzlösung (nach vorhergeh. größerem Aderlaß); Traubenzuckerlösung; Normalserum und -blut.

Pernionen siehe **Erfrierungen.**

Phthirii siehe **Pediculosis.**

Pigmentierungen siehe **Epheliden.**

Pityriasis capitis siehe **Alopecia pityrodes.**

Pityriasis rosea
„ **versicolor** } siehe **Dermatomykosen.**

Prurigo: lokal: *Schüttelpinselungen* und *Salben* mit Acid. acet. dil., Anthrasol, Bromocoll, Empyroform, Liantral, Liqu. carbon. deterg., Menthol, Pix, Sulfidal, Sulfur, Thigenol, Thiol, Tumenol, Ungt. Obermeyer.
juckstill. Spiritus mit: Acid. carbolic., Anaesthesin, Bromocoll, Heliobrom, Menthol, Thymol.
Essigwaschungen.
Bäder mit Schwefel (Sulfobadin, Thiopinol) und Teer (Balnacid).

allg.: Diät. Obstipation! Luftveränderung. — Arsenik. Pilocarpininjekt. — Aderlässe. Kochsalz- und Normosalinjekt. Normalseruminjektion. — Natr. bromat. intravenös.

Pruritus: lokal: *Spir.* bzw. *Puder* mit Acid. benzoic., Acid. carbolic., Anaesthesin, Anthrasol, Bromocoll, Chloralhydrat, Empyroform, Heliobrom, Liantral, Liqu. carbon. deterg., Menthol, Tumenol.

Salben: Acid. acet. dil., Acid. benzoic., Acid. carbol., Anaesthesin, Bromocoll, Garasine, Gaultheriaöl, Liqu. carb. deterg., Menthol, Tumenol, Ungt. Obermeyer.

Einreibungen: Jothion, Mesotan (P. vulvae).

Bäder: Teer (Balnacid), Gelatine. Teerseifen.

Hydrotherapie. — Hochfrequenzströme. — Röntgen.

allg.: Diät (Obstipation? Diabetes? Alkohol? Nikotin? Morphinismus? Cocainismus?). — Menstruationsstörungen. — Innerlich: Arsenik, Adalin, Antipyrin, Chloralhydrat, Ureabromin, Valerianapräp. — Hefepräp., Ichthyol, Salol. — Terpentininjekt.; — Aderlaß; Organismuswaschung; Normalseruminjekt. — Natr. bromat. intravenös. — Natr. silicic. intravenös.

Psoriasis: lokal: bei *irritabl.* Fällen zunächst *Salben* und *Schüttelpinselungen* mit Acid. salicyl., Anthrasol, Empyroform, Liqu. carb. deterg., Resorcin.

sonst: *Salben* mit Chrysarobin, Cignolin, Eurobin, Lenirobin. — Acid. pyrogall., Lenigallol. — Teerpräparate (Anthrasol, Cadogel, Ol. rusci usw.). — β-Naphthol. — Kombinationen: Dreuwsche Salbe, Eichhoffsche Pinselung.

Bäder mit Teer (Balnacid, Ol. rusci). Teersapalcole. Teerseifen.

bei *umschriebenen Herden: Pinselungen* mit Lösungen von Acid. pyrogall., Chrysarobin, Cignolin, Eichhoff, Eugallol, Eurobin, Hydroxylamin, Lenirobin, Pix, Saligallol.

Pflaster: Guttaplaste und Trikoplaste mit Acid. salicyl., Acid. pyrogall., Chrysarobin.

bei *Kopfpsoriasis: Salben* mit Anthrasol, Hg. praec. alb., Lagosasalbe. Acid. pyrogall. (nur bei Dunkelhaarigen).

Reinigung mit Spir. sapon. kal. und Teerseifen.

für alle Fälle geeignet: *Röntgen* (lokal bzw. Thymus).

allg.: *innerlich:* Arsenik, Elarson, Solarson. — Ichthyol, Ichthalbin. — Glandole (Thymo-, Thyreo-); Thyreoidin, Jodothyrin, Jothymin, Thymophorin.
intravenös: Natr. salicyl. (Psoriasal).
intramuskulär: Arsenik, Schwefel (Borysche Mischung, Sufrogel, Sulfur-Diasporal). — Thymophorin.

Purpura: lokal: Arnicae tinct.
innerlich: Acid. aceto-salicyl., Acid. salicyl., Aspirin, Na. salicyl., Salipyrin. — Stypticin, Styptol.
intravenös: Calc. chlorat., Afenil, Arnotan, Mugotan. — Melubrin.

Pyodermien (siehe auch Furunculose): **lokal:** *Umschläge* und *Pinselungen* mit Chinosol, Creolin, Eudermol, Flavicid, Jodum, Jodvasogen, Jothion, Kal. permanganic., Kresamin, Lysoform, Lysol, Rivanol, Sagrotan, Solveol, Trikresol, Trypaflavin.
Salben mit Hydrarg. praec. alb., Hg. sulf. ruber. — Sulfur, Sulfidal, Ichthyol, Ichthynat. — Brookesche Paste. — Histopin. — Locopan.
Bäder und *Seifen:* Schwefel, Kal. permang. Afridolseife.
allg.: *innerlich:* Hefepräp., Ichthyol.
Injekt. von Staphylokokkenvaccinen. — Milchpräparaten (Abijon, Aolan, Caseosan), Terpentin (Olobintin, Novoterpen, Terpichin). — Eiweißpräp. (Novoprotin), Ol. jecor. aselli (intramusk.).

Rosacea siehe **Acne.**

Seborrhöe siehe **Alopecia pityrodes.**

Scabies: *Lösungen* mit Bals. peruvian., Calc. sulfurat. (Sol, Vlemingkx), Ecrasol, Epicarin, Mitigal, Naphthalin, Peruol, Perugen, Pranatol, Ristin, Scaben, Sprötol, Styrax, Thioderma.
Salben: Catamin, Eudermol, Mollent. scabios., Naphthol, Scabiesnovitan, Scabifug, Sulfur, Ungt. Wilkinsoni.
Seifen: Nikotiana, Nosapon, Scabisapon.

Schwangerschaftsdermatosen: lokal: siehe Ekzem u. Urticaria.
allg.: siehe Urticaria. (Inj. von Schwangern- und Normalserum intravenös.)

Scrophuloderma: lokal: evtl. *chirurg.*; ferner: *Salben* mit Acid. pyrogall., Kreosot. — Jodvasogen, Guajakolvasogen, Salocreol. — *Röntgen.*

in *Fisteln:* Jodoform, Ortizon.

allg.: *innerlich:* Jodpräp. (Jodelarson), Ol. jecor. aselli (Jodella, Joletran).

spezif. Beh.: Tuberkuline, Partigene. *Cutan:* Ektebin, Lin. tub. Petruschky, Ponndorfimpfstoff.

Sklerodermie: lokal: *Salben* mit Acid. salicyl., Jothion, Mesotan.

Guttaplaste mit Acid. salicyl., Thiosinamin.

Radiogenbehandlung. Elektrolyse. Quarzlicht.

allg.: Acid. salicyl. (Aspirin usw.). Kal. jodat. (bzw. Jodpräp.). Glandul. mesent. (Coeliacin). Thyreoidin (Jodothyrin, Thyraden usw.). Inj. mit Fibrolysin, Jodäthylthiosinamin.

Sommersprossen siehe **Epheliden.**

Sporotrichose: lokal: *Pinselungen* mit Tinct. Jodi, Jothion. *Salben* mit Kal. jodat. — Jodvasogen.

allg.: Kal. jodat.

Stomatitis: *Pinselungen* mit Acid. chromic., Gallar. tinct., Myrrh. tinct., Pyoktanin.

Mundspülungen mit Alumen acetic., Alumen ust., Catechu tinct., Chinosol, Hydrogen. peroxyd., Kal. chloric., Menthoxol, Myrrh. tinct., Pergenol, Perhydrit, Ratanhiae tinct., Salv. fol.

Einlagen mit Glycerinbrei von Anaesthesin, Isoform.

prophyl.: Mundwässer: Hydrogen. peroxyd., Menthol, Thymol. — Formamintpastillen.

Zahnpasten: Albin, Biox, Chlorodont, Kaliklora, Menta, Pebeco, Saluferin.

Strophulus: lokal: *Salben* und *Schüttelpinselungen* mit Menthol, Sulfur (Sulfidal), Tumenol. Liqu. carb. deterg.

Schwefelbäder (Sulfobadin, Thiopinol).

allg.: Diät (viel Gemüse, wenig Fleisch, kein Zucker, kein frisches Obst).

innerlich: Hefepräp. (siehe Faex), Ichthyol, Menthol, Ferrumpräp., evtl. Organismuswaschung. Calc. chlorat. (Afenil) iv.

Sycosis parasitaria siehe **Dermatomykosen** (tiefe Trichophytie).

Sycosis vulgar. siehe **Folliculitis barbae.**

Tätowierungen: Kohlensäureschnee, Extaetol.

Trichophytie siehe **Dermatomykosen.**

Trichorrhexis nodosa siehe **Haarerkrankungen.**

Tuberculosis cutis verrucosa } siehe **Lupus vulg** u.
Tuberculide } **Scrophuloderma.**

Ulcera (**Ulcus cruris**): *Umschläge* und *Verbände* mit Lösungen von Acid. boric., Acykal, Alumen acetic., Camphor (Vin. camph.), Chinosol, Flavicid, Kal. permang., Keramin, Liqu. cresol. saponat., Lysoform, Lysol, Pantosept, Plumbum, Rivanol.

Pulver und *Salben* mit: Acetoform, Acykal, Acid. boric., Albertan, Airol, Alkoholsilbersalbe, Amidoazotoluol, Anaesthesin, Arg. nitr., Aristol, Azodermin, Carbo med., Catechu pulv., Crurin, Cutol, Cycloform, Dermatol, Dumex, Dymal, Ektogan, Epithensalbe, Euguform, Flavicid, Formicin, Isoform, Ichthysmut, Jodoform, Lenicet, Makabin, Mollentum, Natr. perboric., Nosophen, Noviform, Orthoform, Ortizon, Pasta aseptica, Pellidol, Perhydrol-Zink, Plumbum, Propaesin, Protargol, Ratanhiae tinct., Resistan, Resorcin, Sulfoliquid, Terpestrol, Thioform, Traumatol, Xerase, Xeroform, Yatren, Zergalin, Zincochinol, Zinc. oxyd.

Pinselungen mit: Acykal, Argent. nitr., Epithelan liqu., Granugenol, Pyoktanin, Sulfoliquid.

Verbände mit: Zinkleim (siehe Glycerinleime), Diakonbinde, Glaukobinde, Klebrobinde, Philipbinde, Varikosanbinde, Weikabinde.

Evtl. Varizenbeh. (s. d.) nach Linser und *Operation.* (Unterbind. d. V. Saphena.)

Ulcus rodens siehe **Carcinom.**

Urticaria: lokal: siehe **Pruritus.**

allg.: *innerlich*: Adrenalin, Ammon. carb., Antipyrin, Arsenik, Atophan, Atropin, Bierhefepräp., Brompräp., Calciril, Calc. lact. und phosph., Carbo med., Carbolusal, Chinin, Ichthyol, Kalzan, Magnesiumsuperoxyd, Neutralon, Salol, Salophen, Suprarenin, Thymol.

intravenös: Afenil, Calc. chlorat., Hecalcin. — Natr. bromat. — Traubenzucker. — Trypaflavin. Aderlässe und nachfolg. NaCl, Normosal- oder Ringerinfusionen. — Normalserum und Eigenblutinjektionen.

Verbrennungen: *Umschläge* und *Verbände* mit Lösungen von: Acid. boric., Acykal, Alumen acet. (Alsol), Aqu. Calcariae, Chinosol, Lini ol., Plumbum.

Puder und *Salben* mit: Acid. boric., Airol, Alumnol, Anaesthesin, Arg. nitr., Balsam peruv., Bismut. subgall., Bismut. subnitr., Combustin, Cutol, Cycloform, Dermatol, Dymal, Ektogen, Glutol, Lenicet, Pellidol, Perhydrol-Zink, Plumbum, Zinkperhydrol.

Einpinselungen mit: Balsam. peruv., Lini Ol., Myrrholin, Myrtill. fruct. Extr. — Thiol, Vasenolliniment.

Brandbinden: nach Bardeleben. — Vasenolbrandbinde.

Warzen: lokal: *Ätzungen* mit Acid. acet. glac., Acid. carbol., chrom., lact., nitr. fum., salicyl., trichloracet.

Pflaster: Guttaplaste mit Salicyl, Kreosot, Resorcin.

Schälpasten (bei juvenilen W.): Schwefel, β-Naphthol, Resorcin.

Excochleation (nach vorheriger Äthylchlorvereisung). — *Kohlensäureschnee.* — *Elektrolyse.* — *Röntgen* (bei juv. Warzen).

allg.: Arsenik, Hg. jodat. flav. (bei juv. W.).

Xanthome: Ätzungen mit Acid. trichloracet. — Elektrolyse. — Exstirpation.

Xeroderma pigmentosum siehe **Dermatitis (Licht-).**

II. Geschlechtskrankheiten.

Gonorrhöe: A. männl: lokal:
1. *Injektionen* und *Spülungen:*
    a) *Silberverbindungen:* Acykal, Actol, Albargin, Argentamin, Arg. citr., Arg. coll., Arg. nitr., Arg. protein., Argentocystol, Argonin, Argyrol, Choleval, Collargol, Gonoserol, Hegonon, Ichthargan, Itrol, Largin, Novargan, Protargol, Sophol, Reargon, Tachiol, Targesin.
    b) *andere Antiseptica:* Acid. boric., Airol, Chloramin, Hydrarg. bichlor., Hg. oxycyanat, Ichthyol, Methylenblau, Natr. perboric., Pantosept, Perhydrol, Pilugon, Resorcin, Rivanol, Sozojodol, Trypaflavin, Yatren.
    c) *Adstringentia:* Acid. tannic., Alsol, Alumen, Alumnol, Alum. acet., Carbo lign. pulv., Cupr. sulf., Cusylol, Plumb. acet., Zinc. sulf., sulf.-carbolic., Zincocystol.
2. *Stäbchen:* Caviblen, Gonostyli, Noffkestäbchen.

3. *bei Blutungen:* Clauden, Stypticin, Styptol, Suprarenin, Tampospuman.
4. *bei Epididymitis:* Hochlagerung, heiße Kompressen, Antiphlogistine, Gaultheriaöl, Jodvasogen, Jothion, Ichthyol, Mesotan, Monotal, Schieferöl. — Interscrotale Injekt. mit phys. NaCl-Lösung. — Punktion und Schlitzung.
5. *bei Arthritis:* Fango, Fapack, Ichthyol, Moorsan, Radiogen, Salit, Spirosal. — Heißluft. — Diathermie.
6. *zur chem. Provokation:* Hydrogen. peroxyd. — Hg. bichlor. — Lugolsche Lösung.

allg.:
1. *spezif. Beh.:* Arthigon, Gonargin, Gono-Yatren, Resantin, Vaccigon.
2. *chemo-therapeut. Injektionen:* Argochrom, Argoflavin, Collargol, Dispargen, Fulmargin.
3. *unspezif. Behandl.:* Milch (Abijon, Aolan, Caseosan). — Novoprotin, Phlogetan. — Terpentin (Olobintin, Terpichin, Novoterpen). — Ol. jecor. aselli. — Atophanyl, Sufrogel (Arthritis). — Fibrolysin (bei Epid.).
4. *bei Reizzuständen und als Unterstützungsbehandlung: innerlich:* Allosan, Arhovin, Atophan (Arthr. gon.), Atropin (Epid.), Blas. copaiv., Belladonna (Prostatitis), Blenal, Blennosan, Blenotin, Buccosperin, Cubebae, Diosmal, Gonaromat, Gonocin, Gonorol, Gonosan, Gonocystol, Kawa-Kawa, Novogosan, Pichi-Pichi, Salol, Salosantal, Santal. Ol., Santyl, Terogon, Thyresol, Urogosan.

B. weibl.: lokal:
1. *Injektionen* und *Spülungen* wie bei der männl. Gon. — Außerdem mit: Acet. pyrolignos., Formaldehyd.
2. *Trockenbehandlung:* Argobol, Bacillosan, Bolus (mit Zusätzen), Cholevalvaginaltabl., Faex, Hegononvaginaltabl., Lenicet, Perboral, Pyocyanase, Spuman, Therapersicc, Vulnodermol, Xerase, Zymin.
3. *Stäbchen* und *Globuli:* Cholevalstäbchen, Gonostyli, Hegononstäbchen, Protargolstäbchen, Spumanstäbchen. — Acetonalkapseln, Globuli Homefa, Gonoballi, Tampovagan, Tampol. — Pustsche Kapseln.

allg.: wie männl. Gon.

Syphilis:
- a) **Schmierkuren:**
  1. **Hg:** *Salben:* Ungt. cin., Hg. Mitin, Hg Resorbin, Hg. Vasenol, Hg Vasogen, Hg Vasopolentum. — Ungt. Heyden.
     Salbenseifen: Adjuvan, Embrocin, Sapolent. Hg., Hg Velopural.
     Puder: Mercutin, Hg-Gleitpuder Kripke.
  2. **Jod:** Jodipin.
  3. **Bi:** Bismocutan.
  4. **Sapo viridis** für Unterstützung spezif. Kuren.
- b) **Inhalationen:** Mercolator, Mercolint.
- c) **Injektionen:**
  1. **intramuskuläre: Hg. löslich:** Hg. bichlor., cyanat., formamidat., kakodyl., oxycyanat. (Inj. Hirsch), Cyarsal, Diphasol, Embarin, Novasurol, Salyrgan. **Hg. unlöslich** (siehe auch Hermostyli und Stylone): Hg. metall. (Ol. cin., Mercinol, Ol. cin.-Vasenol, Hg.-Diasporal, Mergandol). — Hg. benzoic. oxyd. — Hg. chlorat., Calomel (Cal. Diasporal, Calomelol, Mercoid, Cal. Vasenol). — Hg. salicyl. (Hg. sal. Vasenol). — Hg. thymolo-acet. (Hg. th. a. Vasenol).

     Hg + As: Arsenohyrgol, Contraluesin, Metaluin, Modenol, Sarhysol.

     Salvarsanpräp.: Joha, Injectio Isaak, Sulfoxylatsalvarsan. — Zur Auflösung: Lyarsan.

     Wismutpräp.: *löslich:* Solvitren, Wismulen.
     unlöslich: Biluen, Bismarsan, Bismocoral, Bismogenol, Bismophanol, Bi-Yatren, Bisuspen, Casbis, Cutren, Embial, Mesurol, Milanol, Nadisan, Neocutren, Olesal, Sorbismal, Spirobismol, Trepol, Wismut-Diasporal.

     Jod: Jodipin.

     And. Subst.: (Unterstützungstherapie, Paralyse): Natr. nuclein., Phlogetan.
  2. **intravenöse: Hg:** Hg. bichlorat., Cyarsal, Embarin, Novasurol.

Salvarsan: Altsalv., Salvarsannatrium, Neosalvarsan, Silbersalvarsan, Neosilbersalvarsan, Sulfoxylatsalvarsan.
Bi: Solvitren, Wismulen.
d) **per os: Hg:** Hg. benzoic., bichlorat., bijodat., chlorat., Hg.-Glidine, jodat. flav. (Protojoduret), sozojodol. (Merjodin), oxydulat. tannic., Mergal.
Jod: Alival, Dijodyl, Gelodurat, Gelokal, Jodalbacid, Jodeigon, Jodella, Jodferratin, Jodferratose, Jodfortan, Jodglidine, Jodipin, Jodival, Jodocitin, Jodol, Jodomenin, Jodophenin, Jodopyrin, Jodostarin, Jodtropon, Joletran, Kal. jodat., Lipojodin, MBK-Kompretten, Sajodin.
As: Stovarsol.
And. Subst.: Sarsaparilla, Species ligni, Zittmannin.
NB. Bei *Salvarsanexanthemen* (und zur Verhütung): *intravenös:* Afenil, Arnotan, Calc. chlorat., Mugotan, Natr. thiosulf., Traubenzucker.
Gegen angioneurot. Phänomen: innerlich Suprarenin.
Stomatitis (s. Hautkrankheiten).
Ulcus molle: Ätzung mit: Acid. carbol.
Einpudern mit: Jodoform, Albertan, Boluphen, Eigon, Euguform, Europhen, Ichthoform, Isoform, Jodeigon, Jodofan, Jodoformal, Jodoformin, Jodoformogen, Jodol, Nosophan, Noviform, Sozojodol, Thioform, Traumatol, Xeroform, Yatren.
bei *schlecht heilenden:* Umspritzung mit Rivanol.
bei *Phagedänismus:* Thermokauter; Chinin intravenös.
bei *Bubonen:* **lokal:** Pinselungen mit Ichthyol, Jodvasogen, Jothion. — Heiße Umschläge. — Spiritusverbände.
allg.: Milch- (Aolan, Caseosan) und Eiweiß- (Albusol, Novoprotin) Präp. — Terpentin (Olobintin, Novoterpen, Terpichin). — Ol. jecor. aselli intramusk.
bei *abscedierenden:* Stichinzision, Saugung, Injekt. von Arg. nitr., Jodoformglycerin, Rivanol. — Falls nötig Radikalausräumung.
Prophylaxe der Geschlechtskrankheiten, persönliche: Antifekt, Atena, Caviblen, Delegon, Duanti, Goluthan, Memento für Männer, Memento für Frauen, Neißer-Siebertsalbe, Prophyl. „Berg", Spirogon, Viro.

III. Verschiedenes.

Anticoncipientien: Semori, Sicherheitsovale, Tropovale u. a.
Balanitis siehe unter I (Hautkrankheiten).
Blutungen: lokal: Adrenalin, Clauden, Liqu. ferri sesquichlorat., Styptogan, Suprarenin, Tampospuman.
    allg.: *innerlich:* Stypticin, Styptol.
    intravenös: Afenil, Arnotan, Calc. chlorat., Mugotan.
Bubonen siehe unter II (Ulcus molle).
Condylome, spitze, siehe unter I (Hautkrankheiten).
Cystitis, acute: heiße Umschläge und Sitzbäder, *keine* Lokalbehandlung.
    allg.: Diät. — Narkotika: Morphium, Opium, Belladonna (Stuhlzäpfchen). — Tees: Fol. uv. urs., Fol. Bucco, Species diuret. — Fachinger, Wildunger. — Camphosan, Diosmal, Fluidcystol, Glykosal, Vesicaesan.
    chronische: lokal: *Spülungen* mit: Acykal, Arg. nitr., Argentamin, Tachiol. — Chloramin. — Formicin. — Hg. oxycyanat.
    allg.: Diät. — Trinkkuren (Fachinger, Wildunger).
    innerlich: Acidolamin, Allotropin, Amphotropin, Borovertin, Buccosperin, Helmitol, Hetralin, Hexacystol, Hexal, Hexamethylentetramin, Hippol, Methylenblau, Neohexal, Neuurotropin, Rhodaform, Saliform, Salol, Urogosan, Urotropin, Vesipyrin.
    intravenös: Urotropin, Cylotropin.
Erregungszustände (Schlaflosigkeit usw.): *Brom:* Adalin, Adamon, Bromalin, Bromglidine, Bromocoll, Bromural, Kal. bromat., Sabromin, Sedobrol.
    Valeriana: Bornyval, Valerobromin, Validol, Valisan, Valofin, Valyl.
    Narkotika: Choralhydrat, Heroin, Laudanon, Morphium, Luminal, Opium, Paraldehyd, Sulfonal, Veronal.
Fluor albus: *Spülungen:* Acet. pyrolign., Acid. boric., Acid. lactic., Acykal, Chloramin, Formaldehyd, Jodonascin. — Agressittabl., Irrigaltabl., Leukorrhöetabl.
    Einlagen: Bacillosan, Bolus (mit Zusätzen), Faex.
    Vaginalkapseln und *-tabl.:* Acetonal, Dermosapol, Esterdermasan, Perboral, Tampovagan.

Hämorrhoiden: *Salben* mit: Anaesthesin, Belladonna, Cycloform, Ichthyol, Lenicet, Nafalan, Naftalan, Orthoform, Propaesin.
Analzäpfchen: Acetonal, Anusol, Dermosapol, Eucupin, Lenicet (Lenirenin), Posterisan, Noridal, Sipon, Sphinkterol.

Menstruationsstörungen (Amenorrhöe, Dysmenorrhöe, Ausfallserscheinungen): *Blutstill.:* Hydrastinin, Hydrastis, Stypticin, Styptol.
Eierstockpräp.: Glandole, Novarial, Oophorin, Ovaraden, Ovariin, Ovobrol.
Yohimbinpräp.: Menolysin, Ovimbin, Salimbin, Valymbin, Yohydrol.
Baldrianpräp.: Valeriana, Gynoval, Mensalin, Valerobromin, Validol, Valisan, Valofin, Valyl.
Verschied.: Eumenol. — Salipyrin. — Transannon.

Oxyuriasis: Butolan, Chenopod. Ol., Cupronat, Oxymors, Santonin, Wermolin.

Phosphaturie: Acid. lact., phosphor. — Hexamethylentetraminpräp.
Diät: wenig Gemüse und Obst; mehr Fleisch, Eier, viel kohlens. Wässer (Selter, Apollinaris).

Pollutionen: Camph. monobromat. — Luminal. — Lupul. Glandul. — Styptol. — Belladonnaopiumzäpfchen.

Schwächezustände (Impotenz): Arsenik, Astonin, Strychnin. — Yohimbin, Yohydrol, Dynatin, Juvenin. — Muiracithin, Erektol. — Glandole, Hormin, Spermin, Testimbin, Testogan, Novotestal.

Stomatitis (s. Hautkrankheiten).

Urethritis non gonorrhoica: *Injektionen* mit: Acid. boric., tannic., Airol, Alumen acet., Alumnol, Bismuth. subnitr., Carbo lign. pulv., Cupr. sulf., Hg. oxycyanat., Zinc. acet., sulfocarbol., sulfuricum, Zinkocystol.
Stäbchen mit: Orthoform, Zinc. sulf. (Gonostyli).

Varicen: Injekt. von Sublimat, Alkohol od. Natr. chlorat. (nach Linser).

Anhang.

Wichtigste Maximaldosen für den Erwachsenen:

	pro dosi	pro die
Acetanilid (Antifebrin)	0,5	1,5
Acid. arsenicos.	0,005	0,015
Acid. carbolicum	0,1	0,3
Acid. diaethylbarbituricum	0,75	1,5
Adrenalin	0,001	—
Aethylmorphin. hydrochl. (Dionin)	0,03	0,1
Agaricin	0,1	0,1
Amylen. hydrat.	4,0	8,0
Antipyrin	2,0	4,0
Apomorphin. hydrochl.	0,02	0,06
Aqua amygd. amar.	2,0	6,0
Arg. nitric.	0,03	0,1
Atoxyl	0,2	—
Atropin. sulfuric.	0,001	0,003
Bromoform	0,5	1,5
Cantharides	0,05	0,15
Chloralhydrat	3,0	6,0
Chloroform	0,5	1,5
Cocain. hydrochl.	0,05	0,15
Codein. phosph.	0,1	0,3
Coffein. natr. benzoic.	1,0	3,0
Coffein. natr. salicyl.	1,0	3,0
Colchicin	0,003	0,006
Diacethylmorphin. hydrochl. (Heroin)	0,005	0,015
Dioninum	0,03	0,1
Diuretin	1,0	6,0
Eucain. hydrochl.	0,06	0,2
Extr. Belladonnae	0,05	0,15

	pro dosi	pro die
Extr. Cannabis indic.	0,2	0,6
Extr. Filicis	10,0	10,0
Extr. Hyoscyami	0,1	0,3
Extr. Opii	0,1	0,3
Extr. Strychni	0,05	0,1
Folia Belladonnae	0,2	0,6
Folia Digitalis	0,2	1,0
Folia Hyoscyami	0,4	1,2
Guajacol	0,5	2,0
Guajacol carbonic.	1,0	3,0
Heroin. hydrochl.	0,005	0,015
Hexamethylentetramin	1,0	3,0
Hydrarg. bichlorat.	0,02	0,06
Hydrarg. bijodat.	0,02	0,06
Hydrarg. cyanat	0,01	0,03
Hydrarg. jodatum	0,05	0,15
Hydrarg. oxydatum	0,02	0,06
Hydrarg. salicylicum	0,02	—
Hydrarg. succinimidat.	0,03	0,1
Hydrarg. tannic. oxydul.	0,05	0,15
Hydrastinin. hydrochl.	0,03	0,1
Jodoformium	0,2	0,6
Jodum	0,02	0,06
Kreosot	0,5	1,5
Lactophenin	0,5	3,0
Liqu. kal. arsenicos.	0,5	1,5
Liqu. natr. arsenicos	1,0	2,0
Morphin. hydrochl.	0,03	0,1
Ol. phosphorat. 1 : 1000	1,0	3,0
Opium	0,15	0,5
Paraldehyd	5,0	10,0
Phenacetin	1,0	3,0
Phosphorus	0,001	0,003
Physostigmin. salicyl.	0,001	0,003
Pilocarpin. hydrochl.	0,02	0,04
Podophyllin.	0,1	0,3
Pulv. Ipecac. Opiat.	1,5	5,0

	pro dosi	pro die
Pyramidon	0,5	1,5
Pyrazolon.phenyldimethyl.(Antipyrin)	2,0	4,0
Pyrazolon. phenyldimethyl. salicyl. (Salipyrin)	2,0	6,0
Rhizoma Filicis	10,0	—
Salipyrin	2,0	6,0
Santonin	0,1	0,3
Scopolamin. hydrobrom.	0,0005	0,0015
Semen Strychni	0,1	0,2
Strychnin. nitric.	0,005	0,01
Sulfonal	2,0	4,0
Summitates Sabinae	1,0	2,0
Suprarenin	0,001	—
Tartarus stibiat.	0,1	0,3
Theobromin. natr. salicyl.	1,0	6,0
Theocinum	0,5	1,5
Theophyllinum	0,5	1,5
Tinct. Aconiti	0,5	1,5
Tinct. Cantharid.	0,5	1,5
Tinct. Digitalis	1,5	5,0
Tinct. Ipecacuanhae	1,0	4,0
Tinct. Jodi	0,2	0,6
Tinct. Opii crocata	1,5	5,0
Tinct. Opii simplex	1,5	5,0
Tinct. Strophanti	0,5	1,5
Tinct. Strychni	1,0	2,0
Urethanum	4,0	6,0
Urotropinum	1,0	3,0
Veratrinum	0,002	0,005
Veronal	0,75	1,5
Vin. Colchici	2,0	6,0
Vin. Ipecacuanhae	1,0	3,0

Dosierung für Kinder:

Säuglinge $1/20 - 1/10$ der Erwachsenen-Dosis.
 1— 5 Jahre $1/10 - 1/5$,, ,, ,,
 6—10   ,, $1/5 - 1/4$,, ,, ,,
11—14   ,, $1/4 - 1/2$,, ,, ,,
15—18   ,, $1/2 - 1$,, ,, ,,

Maße:

1 Eßlöffel (Likörglas) Flüssigkeit	=	12—15 g
1 Kinderlöffel Flüssigkeit	=	6—8 g
1 Teelöffel Flüssigkeit	=	3—5 g
1 Weinglas Flüssigkeit	=	ca. 100 g
1 gehäufter Teelöffel Pulver	=	3 g
1 gestrichener Teelöffel Pulver	=	ca. 1,5 g
1 Messerspitze Pulver	=	ca. 1 g

Verlag von Julius Springer in Berlin W 9

Die Radium- und Mesothorium-Therapie der Hautkrankheiten. Ein Leitfaden von Professor Dr. **G. Riehl,** Vorstand der Universitäts-Klinik für Dermatologie und Syphilidologie in Wien und Dr. **L. Kumer,** Assistent der Universitäts-Klinik für Dermatologie und Syphilidologie in Wien. Mit 63 Abbildungen im Text. (86 Seiten.) 1924. 4,80 Goldmark

---

Die Röntgentherapie in der Dermatologie. Von Dr. **Frank Schultz,** Privatdozent, Oberarzt der Abteilung für Lichtbehandlung an der Universitätspoliklinik für Hautkrankheiten zu Berlin. Mit 130 Textfiguren. (150 Seiten.) 1910. 6 Goldmark

---

Kosmetik. Ein Leitfaden für praktische Ärzte. Von Dr. **Edmund Saalfeld,** Sanitätsrat in Berlin. Sechste, verbesserte Auflage. Mit 20 Abbildungen. (140 Seiten.) 1922. 4 Goldmark.

Die Lichtbehandlung des Haarausfalles. Von Dr. **Franz Nagelschmidt** in Berlin. Dritte, durchgesehene Auflage. Mit 87 Abbildungen. (76 Seiten.) 1922. 3,80 Goldmark

---

Rezeptur für Studierende und Ärzte. Von Dr. **John Grönberg,** Oberarzt und Apotheker. Mit einem Geleitwort von Dr. R. Heinz, Professor für Pharmakologie an der Universität Erlangen. Zweite, vermehrte und verbesserte Auflage. Mit 18 Textfiguren. (122 Seiten.) 1920. 2,50 Goldmark

---

Die Wirkungen von Gift- und Arzneistoffen. Vorlesungen für Chemiker und Pharmazeuten. Von Professor Dr. med. **Ernst Frey,** Marburg a. d. Lahn. Mit 9 Textabbildungen. (182 Seiten.) 1921. 5 Goldmark

---

Die medikamentösen Seifen. Ihre Herstellung und Bedeutung unter Berücksichtigung der zwischen Medikament und Seifengrundlage möglichen chemischen Wechselbeziehungen. Ein Handbuch für Chemiker, Seifenfabrikanten, Apotheker und Ärzte. Von Dr. **Walther Schrauth.** (176 Seiten.) 1914. 6,30 Goldmark

---

Ärztliches Handbüchlein für hygienisch - diätetische, hydrotherapeutische, mechanische und andere Verordnungen. Eine Ergänzung zu den Arzneivorschriften für den Schreibtisch des praktischen Arztes. Von Sanitätsrat Dr. med. **Hermann Schlesinger,** praktischer Arzt, Frankfurt a. M. Zwölfte Auflage. (216 Seiten.) 1920. 3,75 Goldmark

Verlag von Julius Springer in Wien VI

Frühdiagnose und Frühtherapie der Syphilis. Von Professor Dr. **Leopold Arzt,** Assistent der Universitätsklinik für Dermatologie und Syphilidologie in Wien. Mit zwei mehrfarbigen und einer einfarbigen Tafel. (VI, 84 Seiten.) (Abhandlungen aus dem Gesamtgebiet der Medizin.) 1923.
ö. Kr. 48,000,— / Goldmark 3,— / $ 0,70

Inhaltsübersicht: Einleitung. Übersicht und Begriffsbestimmungen. Die Frühdiagnose der Syphilis. I. Die klinische Frühdiagnose der Syphilis. II. Die ätiologische Frühdiagnose der Syphilis. III. Die histologische Frühdiagnose der Syphilis. IV. Die serologische Frühdiagnose der Syphilis. Die Erfolge der Frühtherapie. Anhang.

Die Geschlechtskrankheiten als Staatsgefahr und die Wege zu ihrer Bekämpfung. Von Professor Dr. **Ernst Finger,** Vorstand der Klinik für Syphilidologie und Dermadologie der Universität Wien. (69 Seiten.) (Abhandlungen aus dem Gesamtgebiet der Medizin.) 1924.
ö. Kr. 30,000,— / Goldmark 1,70 / $ 0,40

Aus dem Inhalt: Reglementierung und Abolitionierung in ihrer Wirkung auf die Verbreitung der Geschlechtskrankheiten. Fürsorgerische Maßnahmen für Prostituierte. Gesetzliche Regelung der Prostitution in den verschiedenen Staaten Europas. Gesetzliche Maßnahmen zur Erfassung und fachgemäßen Behandlung Geschlechtskranker in den verschiedenen Staaten. Zwangsuntersuchung und Zwangsbehandlung. Ärztliche Anzeigepflicht. Strafgerichtliche Bestimmungen gegen Übertragung von Geschlechtskrankheiten, bzw. gegen vorsätzliche oder fahrlässige Gefährdung. Erzieherische Maßnahmen, Aufklärung. Individuelle Prophylaxe.

Der Lupus und dessen operative Behandlung. Von Professor Dr. **Eduard Lang.** Mit 67 Figuren. (VIII, 136 Seiten.) 1898. ö. Kr. 48,000,— / Goldmark 3,— / $ 0,75

Ergebnisse von 240 operierten Lupusfällen nebst Bemerkungen zur modernen Lupusbehandlung. Zugleich Ergänzung zu Professor Eduard Langs Monographie: »Der Lupus und dessen operative Behandlung.« Von Assistent Dr. **Ludwig Spitzer** und Assistent Dr. **Alfred Jungmann.** Eingeleitet von Professor Eduard Lang. Mit 63 Abbildungen. (IV, 205 Seiten.) 1905.
ö. Kr. 56,000,— / Goldmark 3,— / $ 0,75

Die Anwendung der Elektrizität in der Dermatologie. Ein Leitfaden für praktische Ärzte und Studierende. Von Professor Dr. **S. Ehrmann.** Mit 98 Figuren im Texte. (VIII, 203 Seiten.) 1908.
ö. Kr. 57,000,—; geb. ö. Kr. 72,000,— / Goldmark 3,60; geb. Goldmark 4,50 / $ 0,85; geb. $ 1,10

MIX
Papier aus verantwortungsvollen Quellen
Paper from responsible sources
FSC® C105338

If you have any concerns about our products,
you can contact us on
ProductSafety@springernature.com

In case Publisher is established outside the EU,
the EU authorized representative is:
**Springer Nature Customer Service Center GmbH
Europaplatz 3, 69115 Heidelberg, Germany**

Printed by Libri Plureos GmbH
in Hamburg, Germany